Monthly Book
Medical Rehabilitation

編集企画にあたって………

　本特集「知っておきたい！脳性麻痺のリハビリテーション診療」では，脳性麻痺にあまりなじみのない関係者に気軽に手に取っていただけるように，脳性麻痺リハビリテーション治療の基本的な流れが把握できる内容を目指しました．

　小児疾患リハビリテーション全般に通じることですが，「ヒト」として最も変化する小児期において，今あるこの症状や変化が 50 年～100 年にわたって，どのように体の隅々や心に影響を及ぼし，周囲のたくさんの人々や環境をも変えていくのか，考えることがあります．

　私たちの何気ない一言や，何かの治療が，小さな蝶の羽ばたきのように，子どもたちに嵐を起こし，その逆もあり得ると思います．

　和田勇治先生は，脳性麻痺リハビリテーションガイドライン第 2 版を概説してくださり，海外のガイドラインもいくつかご紹介いただきました．阿部裕一先生は，脳性麻痺の診断には原因と病態・病型，機能評価も含めること，必要な合併症治療についてポイントをまとめていただきました．

　藤田裕樹先生は，股関節と様々な足部変形および歩容異常について，整形外科治療をわかりやすく解説いただいております．安里隆先生は，選択的後根切除術，バクロフェン髄腔内投与療法，ボツリヌス療法，すべてを行っている施設での貴重な御経験をもとに，痙縮治療に対する考え方をご紹介されています．川村健太郎先生は，医療的ケアを必要とする脳性麻痺児の支援について，ライフステージに応じた多職種連携と地域連携について解説いただいております．田村文誉先生らは，摂食嚥下障害と歯科診療の特徴や注意点などを詳細に網羅されており，それぞれの病態と対応の仕方のヒントをいただけます．

　小塚直樹先生らが，理学療法の歴史から最近のトピックまでご紹介いただき，成人期以降の治療の考え方も解説いただいております．米持喬先生は，運動麻痺よりも理解しにくい，感覚－知覚の問題に関して，身体軸の視点からひも解いていただいております．椎名英貴先生は，コミュニケーション障害の評価や支援の原則，発達段階に応じた支援方法について解説いただいております．中島そのみ先生らには，脳性麻痺児にみられる発達障害特性とその問題についてわかりやすくまとめていただきました．古川章子先生は，医療と教育の連携について，医療者が知るべき，我が国での現状を提示していただきました．「姿勢ケア」の 1 つとしての補装具療法について，わたくしが書いております．

　脳性麻痺をもつ患者の絶対数は，現在では圧倒的に成人者が多く，生涯にわたって様々な健康管理を必要としていますが，成人移行後の医療環境に問題があることは世界的にも認識されています．テーマによっては，成人期の問題についても言及していただくようお願いしています．この特集をきっかけに，脳性麻痺に関わる機会が少なかった皆様が，少しでもご興味を持っていただき，子どもはもちろん，成人の脳性麻痺をもつ方の医療環境が改善されることを願っております．

2025 年 2 月
土岐めぐみ

Key Words Index

和　文

━ あ行 ━
移行期医療支援　24
一期的多関節手術　10
医療的ケア児　24
医療と教育の連携　62

━ か行 ━
下肢装具　71
合併　56
感覚-知覚　42
車椅子　71
健康管理　35
言語聴覚療法　49
原始反射　29
コミュニケーション　49

━ さ行 ━
3次元歩行解析　10
ジストニア　18
姿勢ケア　71
肢体不自由教育　62
疾患特性　56
触覚過敏　29
自立活動　62
自立支援　24
身体軸　42
診断　1
摂食嚥下障害　29
摂食指導　29
選択的後根切断術　18
早産児ビリルビン脳症　5

━ た行 ━
体幹装具　71
多職種多施設協働カンファレンス
　　　　　　　　　　　　　18
多職種連携　24
多嚢胞性脳軟化症　5
地域連携　24
治療　1
特別支援教育　62

━ な・は・ら行 ━
認知言語発達　49
脳室周囲白質軟化症　5
脳性麻痺　1,5,10,35,49,56,71
ハイリスク　1
バクロフェン髄腔内投与療法　18
発達障害　56
反射抑制体位　29
補装具　71
ボツリヌス療法　18
ラテラリティー　42
理学療法　35
リハビリテーション　1

欧　文

━ A・B ━
AAC；augmentative and alterna-
　tive communication　49
activities for independent living
　　　　　　　　　　　　　62
axis of the body　42
botulinum toxin therapy；BoNT
　　　　　　　　　　　　　18

━ C ━
cerebral palsy
　　　　　1,5,10,35,49,56,71
children with medical complexity
　　　　　　　　　　　　　24
cognitive-language development
　　　　　　　　　　　　　49
collaborate relation medical care
　and education　62
communication　49
complications　56

━ D・E ━
developmental disorders　56
diagnosis　1
disease characteristics　56
dysphagia　29
dystonia　18
education for children with
　physical disabilities　62

━ F・H・I ━
feeding and swallowing therapy
　　　　　　　　　　　　　29
health care　35
high risk　1
interprofessional collaboration　24
intrathecal baclofen therapy；ITB
　　　　　　　　　　　　　18

━ L・O・P ━
laterality　42
lower limb orthosis　71
orthosis　71
periventricular leukomalacia　5
physical therapy　35
polycystic encephalomalacia　5
postural management/postural
　care　71
premature bilirubin
　encephalopathy　5
primitive reflex　29

━ R・S ━
reflex inhibiting posture　29
regional collaboration　24
rehabilitation　1
selective dorsal rhizotomy；SDR
　　　　　　　　　　　　　18
sensation-perception　42
single event multi-level surgery
　　　　　　　　　　　　　10
special needs education　62
speech-language-hearing therapy
　　　　　　　　　　　　　49
spinal orthosis　71
support for independence　24

━ T・W ━
tactile hyperesthesia　29
three-dimensional gait analysis　10
transitional care support　24
transprofessional multicenter
　conference　18
treatment　1
wheelchair　71

Writers File
ライターズファイル（50音順）

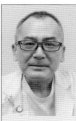

安里 隆
（あさと たかし）

- 1984年　大阪大学医学部卒
- 同年　沖縄県立中部病院にて初期研修，その後整形外科研修
- 1994年　東海大学医学部リハビリテーション科にてリハビリテーション医学研修
- 2006年　沖縄県立南部医療センター・こども医療センター　リハビリテーション科，部長
- 2024年3月　同上退職

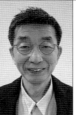

椎名英貴
（しいな ひでたか）

- 1983年　国立リハビリテーションセンター附属聴能言語専門職養成課程卒業
- 1983年　町田市立療育園すみれ教室入職
- 1985年　特定医療法人大道会ボバース記念病院入職リハビリテーション部言語療法科
- 2006年　同法人森之宮病院へ異動
- 2016年　森之宮病院リハビリテーション部，部長

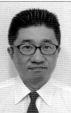

藤田裕樹
（ふじた ひろき）

- 2000年　札幌医科大学医学部卒業　同大学整形外科学講座入局
- 2001年　市立室蘭総合病院整形外科
- 2002年　砂川市立病院整形外科
- 2003年　手稲渓仁会病院整形外科
- 2004～2006年　札幌医科大学大学院病理学第2講座
- 2007年3月　同大学大学院修了
- 2007年4～8月　道立肢体不自由児総合療育センター整形外科
- 2007年　北海道立子ども総合医療・療育センター整形外科
- 2023年4月　同，総合発達支援センター長
- 2024年4月　同リハビリ・栄養部長（兼務）

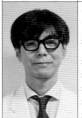

阿部裕一
（あべ ゆういち）

- 1992年　横浜市立大学文理学部理科卒業
- 1999年　福島県立医科大学医学部卒業
- 1999年　東京大学小児科入局
- 2003～2007年　国立成育医療センターレジデント・専門練練医
- 2007～2011年　東京大学大学院医学系研究科
- 2011年　埼玉医科大学小児科，講師
- 2016年　ボストン小児病院てんかん科短期留学
- 2018年　国立成育医療研究センター神経内科，医員
- 2020年　同，診療部長
- 2024年　同，遺伝診療センター併任，小児てんかんセンター，センター長

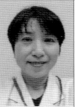

田村文誉
（たむら ふみよ）

- 1989年　昭和大学歯学部卒業
- 1989年　同大学歯学部第三補綴学教室入局
- 1991年　同大学歯学部口腔衛生学教室入局
- 2001年4月～2002年3月　米国アラバマ大学歯学部補綴学・生体材料学教室留学
- 2004年　日本歯科大学，講師
- 2012年　同大学口腔リハビリテーション科，科長　同大学口腔リハビリテーション多摩クリニック勤務
- 2013年　同大学，教授
- 2024年　同大学附属病院口腔リハビリテーション科勤務（現在に至る）

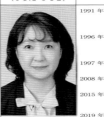

古川章子
（ふるかわ あきこ）

- 1991年　国立仙台病院附属リハビリテーション学院理学療法学科卒業
- 東京女子医大病院，理学療法士
- 1996年　特殊教育教員資格認定養護訓練（肢体不自由教育）一種免許状（肢体不自由）
- 1997年　北海道真駒内養護学校（肢体不自由教育），教諭（自立活動教諭）
- 2008年　北海道拓北養護学校（肢体不自由教育），教諭（自立活動教諭）
- 2015年　北海道手稲養護学校（肢体不自由教育・病弱教育），教諭（自立活動教諭）
- 2019年　北海道大学大学院教育学院教育学専攻修士課程修了　修士（教育学）
- 2023年　北海道拓北養護学校（知的障害教育），教諭（自立活動教諭）

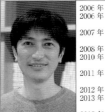

川村健太郎
（かわむら けんたろう）

- 2006年　札幌医科大学卒業
- 2006年　札幌医科大学附属病院初期臨床研修医
- 2007年　苫小牧市立病院初期臨床研修医
- 2008年　同病院小児科
- 2010年　市立室蘭総合病院小児科
- 2011年　製鉄記念室蘭病院小児科
- 2012年　浦河赤十字病院小児科
- 2013年　札幌医科大学附属病院小児科神経グループ
- 2015年　医療法人稲生会生涯医療クリニックさっぽろ
- 2019年　同，院長就任（現在に至る）

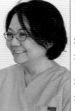

土岐めぐみ
（とき めぐみ）

- 1994年　札幌医科大学卒業　同整形外科入局
- 1995～2000年　慶應義塾大学リハビリテーション科所属
- 2001～2002年　札幌肢体不自由児総合療育センター
- 2003～2016年　札幌医科大学部リハビリテーション医学講座
- 2017～2021年　北海道立心身障害者総合相談所
- 2022年　札幌医科大学医学部リハビリテーション医学講座

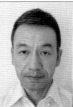

米持 喬
（よねもち たかし）

- 2000年　秋田県小児療育センター入職
- 2003年　青年海外協力隊タイ王国第9区特別支援センター配属
- 2006年　NGOラルパテの会ネパールCBR支援立ち上げ
- 2006年　大阪発達総合療育センター入職リハビリテーション部肢体不自由児病棟配属
- 2014年　大阪発達総合療育センター地域医療連携部訪問看護ステーション，主任
- 2020年　大阪発達総合療育センターリハビリテーション部作業療法科，科長

小塚直樹
（こづか なおき）

- 1977年　九州リハビリテーション大学校理学療法学科卒業　北九州市立総合療育センター療育部勤務
- 1989年　北九州市立北九州大学外国語学部卒業　札幌医科大学衛生短期大学部理学療法学科，助手
- 1993年　同大学保健医療学部理学療法学科，講師
- 1999年　同大学，助教授
- 2006年　同大学，教授
- 2023年　同大学，退職，名誉教授
- 2024年　北海道千歳リハビリテーション大学健康科学部，教授

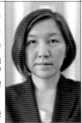

中島そのみ
（なかじま そのみ）

- 1992年　札幌医科大学衛生短期大学部作業療法学科卒業　聖徳学園なかのしま幼稚園入職
- 2000年　北海道教育大学大学院教育学研究科修士課程修了　札幌医科大学保健医療学部作業療法学科，助手
- 2006年　北海道大学大学院医学研究科博士課程修了　札幌医科大学保健医療学部作業療法学科，講師
- 2010年　同，准教授

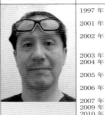

和田勇治
（わだ ゆうじ）

- 1997年　大分医科大学大学院卒
- 2001年　東京都リハビリテーション病院
- 2002年　慶應義塾大月ヶ瀬リハビリテーションセンター
- 2003年　国立療養所村山病院
- 2004年　慶應義塾大学リハビリテーション医学教室
- 2005年　国立病院機構東埼玉病院
- 2006年　市川市リハビリテーション病院
- 2007年　武蔵野赤和会病院
- 2009年　済生会神奈川県病院
- 2010年　東京都立小児総合医療センター
- 2021年　日本医科大学千葉北総病院リハビリテーション科（現在に至る）

Contents

知っておきたい！
脳性麻痺のリハビリテーション診療

編集／札幌医科大学　土岐めぐみ

脳性麻痺のリハビリテーション：評価と治療　　　和田　勇治　　*1*

最近の国内外のガイドラインについて概説した．脳性麻痺に対しては，出生後から成人に至るまで，長期的な視野に立つ介入が必要である．

脳性麻痺の小児科診療：診断・治療　　　阿部　裕一　　*5*

脳性麻痺は，胎児・新生児期の脳損傷による非進行性の運動・姿勢異常で，感覚や認知，てんかんなどを伴うことが多い．診断には原因や症状，機能分類システムを使うことで状態を把握しやすく表現することができる．

脳性麻痺の整形外科的治療　　　藤田　裕樹　　*10*

脳性麻痺（CP）児の股関節脱臼では複合的な術式が必要となる．尖足治療において重要なのは下腿のどの zone で延長を施行するかが鍵である．

脳性麻痺の痙縮治療　　　安里　隆　　*18*

本稿では種々の痙縮治療の中から当院で施行している BoNT・ITB・SDR について概説する．各治療法の作用機序や実際の手術法などは脳性麻痺運動器治療マニュアル（粟國敦男ほか編，メジカルビュー社，2020）をご参照下さい．

医療的ケアが必要な脳性麻痺に対する支援　　　川村健太郎　　*24*

医療的ケア児の支援について，ライフステージごとに解説している．子どもたちの自立や社会参加を通して，多様な存在がともに暮らす社会の実現に期待したい．

脳性麻痺の歯科診療　　　田村　文誉ほか　*29*

摂食指導では，定型発達の摂食機能獲得段階を理解し，その道筋をたどらせる発達療法が重要である．
歯科診療時は，触覚過敏や心理的拒否が出やすい口に対して，色々な器具が向かっていくため，どのように心身の緊張を緩和していくのか，個別の評価が重要である．

Monthly Book

MEDICAL REHABILITATION No.311/2025.3 目次

編集主幹／水間正澄　小林一成

脳性麻痺の理学療法
小塚　直樹ほか　**35**

グローバルスタンダードとなっている脳性麻痺（CP）の評価，virtual reality（VR）と robotic rehabilitation（RR）の介入効果，CP児・者の健康管理について．

脳性麻痺児・者の作業療法
―身体軸と知覚-運動障がい―
米持　喬　**42**

脳性麻痺児・者の知覚は姿勢と運動に大きな影響を受ける．子どもの姿勢の特徴による知覚の特性について紹介する．

脳性麻痺児の言語聴覚療法
椎名　英貴　**49**

脳性麻痺のコミュニケーション障害は多様な要因が関与する．援助にあたっては多職種が協働し活動レベルでのコミュニケーションの改善を目指す必要がある．

脳性麻痺に伴う発達障害の基礎
中島そのみほか　**56**

発達障害に見られる基本的な症状および脳性麻痺児において日常生活や学習場面で観察される発達障害の各特性（症状）について解説する．

脳性麻痺の医療と教育
古川　章子　**62**

日本の特別支援教育について，インクルーシブ教育システム，就学先の決定の仕組み，特別支援学校への医療職の導入，肢体不自由教育の自立活動の指導，学びの変更と進路，卒業後の生活について，医療と教育の連携に軸を置き概説する．

脳性麻痺の補装具療法
土岐めぐみ　**71**

脳性麻痺の補装具療法の考え方を概説した．補装具療法は，「姿勢ケア」という，チームが目指す全体のマネジメントの重要な要素である．

❖キーワードインデックス　前付2
❖ライターズファイル　前付3
❖ピンボード　77
❖既刊一覧　81
❖次号予告　82

前付 5

読んでいただきたい文献紹介

　全体的な内容の文献・サイトを紹介します．さらに，各分野に関しては，本特集の中の引用文献をご参照ください．

1) 日本リハビリテーション医学会監，日本リハビリテーション医学会診療ガイドライン委員会，日本リハビリテーション医学会脳性麻痺リハビリテーションガイドライン策定委員会編，脳性麻痺リハビリテーションガイドライン第2版，金原出版，2014.
日本リハビリテーション医学会によって発行されたガイドラインです．

2) 日本小児神経学会監，小児痙縮・ジストニア診療ガイドライン策定ワーキンググループ編，小児痙縮・ジストニア診療ガイドライン2023，診断と治療社，2024.
「小児痙縮・ジストニア」を主題として，日本小児神経学会によって作成されています．
痙縮・ジストニアをもつ子どもたちが，年齢や重症度，罹患範囲に応じて，できる限り最適な治療を受けるための指針が示されています．

3) Novak I, et al : State of the Evidence Traffic Lights 2019 : Systematic review of interventions for preventing and treating children with cerebral palsy. *Curr Neurol Neurosci Rep*, 20(2) : 3, 2020.
脳性麻痺児に対する介入の系統的レビュー．

4) NICE Gu dance Cerebral Palsy.
イギリスの国立医療技術評価機構(National Institute for Health and Care Excellence ; NICE)が発行している様々なガイダンスの中に脳性麻痺も入っており，脳性麻痺に関しては，11のテーマが取り上げられています．

5) Rosenba m P, Gorter JW : The 'F-words' in childhood disability : I swear this is how we should think! *Child Care Health Dev*, 38(4) : 457-463, 2012.
世界保健機関(WHO)の国際機能・障害・健康分類(ICF)に基づく一連の考えを，function(機能)，family(家族)，fitness(フィットネス)，fun(楽しみ)，friends(ともだち)，future(未来)という，子どもの障害における「Fワード」と呼ばれる一連のものにパッケージ化しようという提言．

子どもだけではなく，すべての世代で，リハビリテーションに「学習」の要素があるとすれば，楽しくありたいですし，論語の「知好楽」にも通ずるのではないかと思っています．

最近，脳性麻痺に関連した2つの学会が活動しています．是非ご参加いただきたいと存じます．
・日本小児リハビリテーション医学会(https://www.fujita-hu.ac.jp/~rehabchild/)
・日本脳性麻痺・発達医学会(https://www.jacpdm.org/)

（土岐めぐみ）

前付 6

特集／知っておきたい！脳性麻痺のリハビリテーション診療

脳性麻痺のリハビリテーション：評価と治療

和田勇治*

Abstract 脳性麻痺は1,000出生に2人程度認める，小児で最も多く身体障害の原因となる疾患であり，患者数は世界におよそ1,700万人と推測されている．この小文では主に脳性麻痺リハビリテーションガイドライン第2版の主要部分を紹介し，最近の海外のガイドラインにも触れた．具体的にはガイドライン第2版内の脳性麻痺の診断，評価法，ハイリスク児への介入，運動障害のリハビリテーション，合併症と治療の項を作成し，推奨とエビデンスを記載した．最近の海外の脳性麻痺ガイドラインでは，各論的な推奨に加え，対応や治療などの総論的な原則を示したもの，小児期，青年期，成人期に分けて推奨を示したものもあり，参考になるものも多い．

Key words 脳性麻痺(cerebral palsy)，リハビリテーション(rehabilitation)，ハイリスク(high risk)，診断(diagnosis)，治療(treatment)

はじめに

脳性麻痺は1,000出生に2人程度認める，小児で最も多く身体障害の原因となる疾患であり，患者数は世界におよそ1,700万人と推測されている．この稿では脳性麻痺リハビリテーションガイドライン第2版[1]の内容を紹介し，最近の海外のガイドラインにも触れることとする．

脳性麻痺の診断

1. ハイリスク児に対する評価

リスクファクターに関して，周産期において，新生児仮死(Apgar score)，早産，低出生体重，脳出血，脳室内出血，脳室周囲白質軟化，双胎児，多胎，無呼吸・慢性肺疾患，子宮内感染，胎盤機能不全，帝王切開，高・低血糖，痙攣などが脳性麻痺の発生を有意に増加させるため，これらを認めた新生児は慎重に経過観察をすることがすすめられている．ハイリスク児に対して新生児期に行う神経学的な評価としては，general movements (GMs)，Brazelton新生児評価(NBAS)，Dubowitz新生児神経学的評価などがよく使用されているが，NBASに関しては，予後予測に関しての十分な根拠は認めなかった．

2. 脳性麻痺の診断

本邦ではもともとkey monthsという概念があり，退院後の経過観察については乳児の発達チェックが行いやすい，4・7・10・18・36か月時点での運動発達・反射・精神発達の面での評価が行われているが，key months自体には科学的な根拠は認めなかった．経頭蓋エコーは早期産児の予後予測に，MRI撮影も障害部位・時期の決定に有用である．

脳性麻痺の評価法

脳性麻痺の評価では，重症度を分類したうえで，粗大運動能力・上肢機能・生活機能・生活の質および参加などに分けて評価することが推奨さ

---

* Yuji WADA，〒270-1694 千葉県印西市鎌苅1715 日本医科大学千葉北総病院リハビリテーション科，部長

れている．重症度では粗大運動能力分類システム（gross motor function classification system；GMFCS）が頻用されている．これは，子どもの座位および移動能力をもとにして，6歳以降の年齢で最終的に到達するレベルをⅠ（制限なしに歩く）～Ⅴ（電動車椅子や環境制御装置を使っても自動移動が非常に制限）の5段階に分類するものである．粗大運動では粗大運動能力尺度（gross motor function measure；GMFM）がよく使われている．これは，粗大運動の経時的な変化および医療的な介入の効果を見るために考案された評価尺度である．能力に関しては，リハビリテーションのための子どもの能力低下評価法（pediatric evaluation of disability inventory；PEDI）などが用いられている．

ハイリスク児への早期介入

NICU に入院しているハイリスク児に対して，minimal handling や新生児個別発達的養育および評価計画（newborn individualized developmental care and assessment program；NIDCAP）を導入することで，短期的には敗血症などの感染症・血小板減少・慢性肺疾患・壊死性腸炎の罹患率が減少し，カンガルーケアについては，出産直後の短期的な効果は認められているものの，いずれも長期的な機能予後に関しての十分な科学的根拠は認めなかった．呼吸理学療法は効果があるとされるが，極低出生体重児の出生後早期や，全身状態が不安定な児に対しては脳障害のリスクがありすすめられない．哺乳障害に対しては，nonnutritive sucking（いわゆるおしゃぶり）による哺乳訓練や口腔刺激は，経口摂取までの期間と退院までの期間を短縮し，経口摂取能力を向上させるためすすめられ，ポジショニングについては，低出生体重児に対して枕やタオルなどで胎内にいるような屈曲姿勢をとらせることで姿勢保持や安静確保に有用とされるが，いずれも長期的な効果については明らかでなかった．

運動障害のリハビリテーション

神経発達学的治療法（neurodevelopmental treatment；NDT）の motor activities や，motor responses に対しての治療効果には一致した見解が得られなかった．しかし，膝・足関節のROM（range of motion），上肢機能に対する NDT とキャスト療法（ギプス治療）の組み合わせは，行うようにすすめられる．Conductive education や感覚統合療法の治療効果については十分な科学的根拠は認められなかった．上肢機能の治療に関しては，在宅訓練を含む作業療法・CI 療法（constant induced movement therapy）・ボツリヌス療法は機能改善に有用であった．座位保持装置は，座位姿勢を改善させることで上肢操作性を向上しており有用であった．機能的電気刺激や上肢装具は一時的な効果しか認めず，ミラーセラピーには十分な科学的根拠は認められなかった．内服に関してはジアゼパム，チザニジンはすすめられるが，経口バクロフェン，ダントロレンナトリウムには十分な科学的根拠は認められないという結果になった．A型ボツリヌス毒素については，上下肢の痙縮・筋緊張・ROM・歩行・GMFM・手の機能を改善し，ギプス療法との併用などの効果も認められた．バクロフェン髄腔内投与療法は難治性痙縮やジストニアの治療として有効であり，対象の選択と目的を慎重に考慮すれば選択的後根切断術はすすめられるという結果となった．

合併症と治療

嚥下造影については嚥下障害（特に不顕性誤嚥）の検出に，経頭蓋エコーは，摂食時の舌の運動や口腔咽頭機能を評価するのにいずれも有用であった．また，上部消化器管造影・24時間 pH モニターは胃食道逆流症（gastro-esophageal reflux disease；GERD）に，誤嚥可能性検出票は誤嚥の検出にいずれも有効であり，すすめられるとしている．合併症対策として，低栄養の改善に胃瘻造設術（開腹，経皮的）が，GERD の症状軽減にバクロ

フェンの経口投与が，いずれも推奨されている．GERDに対する開腹・腹腔鏡下噴門形成術(Nissen法など)や，肺炎の減少・栄養状態の改善を狙った気管喉頭分離術，流涎のコントロールに対する唾液腺手術や，唾液腺へのA型ボツリヌス毒素の投与も十分な科学的根拠は認めなかった．訓練として口腔ネラトン法による嚥下訓練と食事指導は，咽頭感染の予防，誤嚥の改善，体重増加・栄養状態の改善，日常介護度の軽減，嚥下反射の誘発などに有用であった．下顎運動のコントロールを用いた口腔内器具は，顎の安定化によって摂食・嚥下障害の改善が期待できるのですすめられる．また，多くの病院で行われている，間接的訓練法としての過敏の脱感作や摂食姿勢訓練，ガムラビング，ルード法，バンゲード法や，直接的訓練法としての食環境指導，食内容指導，機能訓練なども十分な科学的根拠は認めないという結果であった．

海外のガイドラインなど

海外の脳性麻痺のガイドラインについて，近年の代表的なものをいくつか挙げることとする．いずれも詳細は割愛するので，興味のある方は原典を参照頂きたい．Morganら[4]の報告では，まず総論として，① 脳性麻痺の高リスクと診断された後の早期介入(紹介)，② 親の愛着能力の構築，③ 介入開始時の両親の目標設定，の3つを最も重要な治療原則としている．各論では推奨項目のみ記載すると，

① 運動機能(早期介入，課題志向型の運動訓練，CI療法かbimanual training．受動運動はすすめられない)
② 認知スキル(認知的な介入．一般的な発達教育のみまたは受動的な動きにのみ焦点を当てた教育はすすめられない)
③ コミュニケーション(顔を合わせた発声・共同注意・相互交流による育児，取引的な言語・コミュニケーション介入)
④ 飲食(さらにやわらかい食材提供，わずかにリクライニングした姿勢または直立した肢位)
⑤ 視覚(斜視の矯正，ビジュアルトレーニング，色のコントラストによる手がかり)
⑥ 睡眠(睡眠環境の調整，無呼吸の管理，阻害因子である痙縮の管理．就寝前の刺激的な活動・就寝姿勢システム・補完代替医療はいずれもすすめられない)
⑦ 緊張(包括的な筋緊張管理)
⑧ 筋骨格(立位装置の定期的な使用，短下肢装具)
⑨ 家族支援(両親のための心理支援，認知行動療法，両親のカンガルーケアへの支援，音楽療法，愛着形成への支援)，であった．

Demontら[5]は，小児(2～12歳)，青年(13～17歳)，成人(18歳以上)に分けて検討している．これによると，歩行訓練，身体活動，上肢の集中的bimanual therapyが小児・青年に強く推奨された．受動的な関節可動域訓練，ストレッチ，四肢固定条件を含むストレッチや神経発達療法は，小児・青年において行わないようにすすめられた．成人においては，歩行訓練が強く推奨され，上下肢の筋力増強訓練，短下肢装具は中程度に推奨された．

Jackmanら[6]のガイドラインには13の推奨事項が含まれている．まずsystematic reviewの範囲外ではあるが，重要な9つの項目をgood practice recommendationsとして挙げている．個人的に簡略化すると，ポイントはチームによる目標設定の明確化，楽しい介入，主体は子供・家族であること，十分な訓練量である．evidence-based practice recommendationsとしては，以下の4つが挙げられている．① 移動能力の改善のためには，地上での歩行訓練が推奨され，補完項目としてトレッドミルトレーニングが認められた．② 手指能力の改善のためには，CI療法，bimanual therapy，目的志向型訓練，OTによる認知訓練が挙げられた．③ セルフケアについては，補助器具を用いたwhole task practiceにより，自立性を高め，介護者の負担を軽減する可能性がある．④ 余暇活動への参加は，環境的，個人的，社会的障壁に対

処する戦略と whole task practice を組み合わて
対応することが推奨される.

文　献

1) 日本リハビリテーション医学会監, 日本リハビリ
テーション医学会　診療ガイドライン委員会, 日
本リハビリテーション医学会　脳性麻痺リハビ
リテーションガイドライン策定委員会編, 脳性麻
痺リハビリテーションガイドライン第2版, 14-
257, 金原出版, 2014.
2) 厚生省特別研究「脳性小児麻痺の成因と治療に関
する研究」, 昭和43年度第2回班会議, 1969.
3) Bax M, et al : Executive Committee for the Defi-
nition of Cerebral Palsy : Proposed definition and
classification of cerebral palsy, April 2005. *Dev
Med Child Neurol*, **47** : 571-576, 2005.

4) Morgan C, et al : Early intervention for children
aged 0 to 2 years with or at high risk of cere-
bral palsy : international clinical practice guide-
line based on systematic reviews. *JAMA Pedi-
atr*, **175** : 846-858, 2021.
Summary 総論的な推奨項目を3つ挙げ, その後
各論の具体的な介入の説明を行っている.
5) Demont A, et al : Evidence-based, imple-
mentable motor rehabilitation guidelines for
individuals with cerebral palsy. *Neurology*, **99** :
283-297, 2022.
Summary 小児(2〜12歳), 青年(13〜17歳), 成
人(18歳以上)に分けて推奨を作成している.
6) Jackman M, et al : Interventions to improve
physical function for children and young people
with cerebral palsy : international clinical prac-
tice guideline. *Dev Med Child Neurol*, **64** : 536-
549, 2022.

特集/知っておきたい！脳性麻痺のリハビリテーション診療

脳性麻痺の小児科診療：診断・治療

阿部裕一*

Abstract 脳性麻痺は，胎児期から生後4週までに生じた脳の非進行性病変に基づく運動・姿勢の異常を指し，これにより感覚，知覚，行動などにも障害が及ぶことがある．診断は妊娠・周産期歴や神経症状，画像所見に基づき行われるが，乳児期早期では難しい場合も多い．また，診断時には脳性麻痺の分類や機能評価も含めることで，病状の理解が深まる．脳性麻痺の合併症としては，運動・姿勢に関する合併症，認知・行動・精神に関する合併症，てんかん，栄養に関する問題，呼吸に関する問題，医療的ケアに関する問題など多岐にわたる．てんかんは大脳皮質-白質障害が障害されるケースに多く，治療には抗てんかん薬が用いられるが，非てんかん性発作も発作として認識されることがあるため注意が必要である．呼吸障害合併の場合，気道確保や人工呼吸，感染予防などの管理が必要であり，嚥下障害や胃食道逆流などの消化器の問題では，経管栄養や食形態の調整が必要となる．

Key words 脳性麻痺(cerebral palsy), 脳室周囲白質軟化症(periventricular leukomalacia), 多嚢胞性脳軟化症(polycystic encephalomalacia), 早産児ビリルビン脳症(premature bilirubin encephalopathy)

定義・概念

脳性麻痺の定義は，1968年に厚生省脳性麻痺研究会により「受胎から生後4週までの期間に生じた脳の非進行性病変に基づく永続的な，しかし変化しうる運動及び姿勢の異常である．満2歳までに発現する．進行性疾患や一過性の運動障害，または将来正常化するであろうと思われる運動障害は除外する．」と定義されている．一方，2005年米国脳性麻痺・発達医学会によると，「脳性麻痺とは，発達期の胎児もしくは乳児の脳で起こった非進行性病変に起因し，活動の制限を引き起こすような，運動または姿勢の異常を示す一群である．脳性麻痺の運動障害はしばしば感覚，認知，コミュニケーション，知覚の障害合併し，行動障害やけいれんを伴うことがある．」と脳性麻痺の全体像が示されている．そこでの脳性麻痺の分類では，1. 運動異常，2. 合併障害，3. 解剖学的画像診断学的所見，4. 発症の原因とその時期について記載することにより病像をより正確に記載するようになった[1]．日本医療機能評価機構：産科医療補償制度の脳性麻痺児の実態把握に関する疫学調査によると，脳性麻痺は出生1,000に対しておよそ1.7人の割合で発生し，在胎週数が早いほど発生率が高く，正期産に近づくにつれて発生率が低くなると報告されている[2]．脳性麻痺の危険因子として，早産(36週未満)，低出生体重(2,500g未満)，子宮内感染，多胎，胎盤機能不全，新生児仮死，帝王切開，高・低血糖，脳室周囲白質軟化症，脳出血，感染，けいれん，高ビリルビン血症などが挙げられる．特に1,000g未満の超低出生体重児においては1,000g以上の出生体重児との比較

---

* Yuichi ABE, 〒157-8535 東京都世田谷区大蔵2-10-1 国立成育医療研究センター小児内科系専門診療部神経内科，診療部長/同遺伝診療センター(併任)/同小児てんかんセンター，センター長

表 1. 主な脳性麻痺の原因と時期

脳障害のタイプ	原因	臨床像	胎生期	早期産	正期産期以降
脳形成異常	遺伝学的異常，先天感染，胎盤機能不全，血管障害	原因や病変により運動症状や重症度は様々 ほかにてんかんや知的障害の合併も多い	○	―	―
ビリルビン脳症	早産，感染，Rh不適合	ジスキネジー（アテトーゼ）型主体で知的面の障害が軽度な場合や伴わないこともある	―	○	○
小脳損傷	早産，先天感染	大脳障害の合併により様々な病型を呈する	―	△	△
脳室周囲白質軟化症（PVL）	早産，低酸素	痙直型両麻痺	―	○	―
二衣下出血,出血性静脈性梗塞,脳室内出血・出血後水頭症	早産，仮死	痙直型片／両麻痺	―	○	―
低酸素性虚血性脳症：多嚢胞性脳軟化症	重度胎児仮死・新生児仮死による脳虚血遷延	痙直型両麻痺	―	―	○
基底核・視床壊死	短時間の重度脳虚血	ジスキネジー（アテトーゼ）型	―	―	○
傍矢状脳損傷	軽度中等度脳虚血の遷延	痙直型両麻痺	―	―	○
周産期脳梗塞	凝固異常，感染，先天性心疾患，母体疾患	痙直型片麻痺	―	―	○
髄膜炎・脳炎	子宮内感染，新生児期感染	痙直型片／両麻痺	―	△	○

○：生じやすい　△：生じることがある　―：一般的には生じにくい

（文献6より引用）

で発生頻度が5.1〜8.7倍と言われている[3][4].

　脳性麻痺は，胎児または新生児の脳で起こった非進行性の障害に起因するが，発達や身体の発育に伴って筋緊張や姿勢運動の状態が変化するため，二次的に変形や拘縮といった変化が生じる．原疾患に対して診断可能な場合にはこの段階での診断病名とすることが一般的で，染色体異常に見られる運動異常を脳性麻痺には含めないが，狭義には遺伝子異常による滑脳症などの脳形成障害，周産期脳障害および原因が未確定である脳原性と考えられる非進行性破壊性脳病変による運動・姿勢の異常は含まれる[5].

脳性麻痺の診断

　脳性麻痺は母胎妊娠経過や周産期歴を参考に神経症状，頭部画像所見などから総合的に診断するが，神経症状が顕在化していない乳児期，特に乳児期早期には診断は困難である．

　脳障害の病因発生の時期に特徴的な原因とその結果生じる脳性麻痺の症状にはある程度特徴が認められる（表1）[6].また運動異常の症状をもとにした脳性麻痺病型として痙直型，固縮型，ジスキネジー型（アテトーゼ型），失調型，混合型などに分類される（表2）[6].表2に示したとおり，運動麻痺症状はいくつか主な運動異常症症候に分類できるが，症状は合併してしばしば完全に区別することが難しいため，実際の症状はよく観察し症候を記載する必要がある．あえて分類する場合には主たる症状をもとに○○型脳性麻痺と診断していることも多い．また脳性麻痺の機能分類システムとして，粗大運動能力分類システム（gross motor function classification system；GMFCS），手指操作能力分類システム（manual ability classification system），コミュニケーション機能分類システム（communication function classification system；CFCS），摂食・嚥下能力分類システム（eating and drinking ability classification system；EDACS）があり，それぞれ大きく5段階に分けられており，これらの指標のもとに診断することで臨床像の言語化が可能となり，診断記載からの病状の把握が

表 2. 古典的な脳性麻痺の病型分類の障害部位と症状

脳性麻痺の病型	主な障害部位	症状の特徴
痙直型	錐体路	四肢体幹筋緊張の亢進と病的反射の出現，深部腱反射亢進（錐体路徴候） 他動的に関節を動かした際に緊張が急に緩む場合がある（ジャックナイフ現象）
固縮型※	錐体路 大脳基底核	四肢の緊張が持続的に亢進している状態 他動的に屈曲や伸展を試みた場合に終始強い抵抗を認める（鉛管現象），痙直型との区別が難しい場合もある
ジスキネジー型 （アテトーゼ型）	大脳基底核	四肢体幹だけでなく顔面のねじれを伴う緊張や様々な不随意運動を認めるために，姿勢や位置の制御が困難 ジストニア型：異常姿勢と筋緊張亢進 舞踏アテトーゼ型：運動亢進と低緊張（筋緊張は変化する）
失調型	小脳系	筋緊張低下と四肢体幹の失調による協調運動障害及び姿勢調節困難
低緊張型※	大脳・小脳	四肢体幹が低緊張な状態で，姿勢保持や移動運動能力が低い場合が多い
混合型	上記障害部位 組み合わせ	痙直型とジスキネジー型の症状を併せ持つケースなど同時に二つ以上のタイプが混合（主要症状の強い病型に分類されていることも多い）

※：Surveillance of Cerebral Palsy in Europe（SCPE）の公表論文：Cans C et al：Recommendations from the SCPE collaborative group for defining and classifying cerebral palsy. *Dev Med Child Neurol*, **49**：35-38, 2008. に記載のない病型

（文献 6 より引用）

表 3. 脳性麻痺児の能力評価スケール

レベル	GMFCS 移動運動の状態	MACS 手指の操作性	CFCS コミュニケーション	EDACS 摂食／嚥下能力
I	日常生活に制限なく移動可能，手すりを使わず階段昇降可能	対象物の操作が容易に可能	慣れない人とも意思疎通可能	安全で効率的に摂食／嚥下が可能
II	長距離移動，傾斜／凹凸路での移動が困難，階段昇降に手すりが必要	操作は達成できるが，巧緻性，速度で劣る	慣れない人とも時間をかければ意思疎通可能	安全に摂食／嚥下可能だが，効率性にやや制限がある
III	平坦な場所では杖／歩行器で移動．基本の移動は車椅子	操作が困難なため準備課題修正が必要	慣れた人となら意思疎通可能	摂食／嚥下可能だが，安全性，効率性にやや制限がある
IV	自分で車椅子移動可能だが，操作するのに制限がある	限定された課題や操作のみ可能で多くは要介助	慣れた人との意思疎通も限定される	摂食／嚥下可能だが，安全性に明らかな制限がある
V	姿勢保持補助が必要，移動では介助が必要	簡単な操作も困難	慣れた人とも意思疎通は困難	安全な摂食／嚥下が困難で経管栄養も考慮が必要

GMFCS；gross motor function classification system　　MACS；manual ability classification system
CFCS；communication function classification system
EDACS；eating and drinking ability classification system

（文献 6 より引用）

容易に想像できるようにすることが可能である（**表3**）[6]．診断としては単に脳性麻痺だけで済まさずに，原因と病態と病型，そして可能なら機能分類システムについての記載を行うと良い．

合併症治療

脳性麻痺の合併症としては，① 運動・姿勢に関する合併症：運動麻痺，運動異常症およびこれらに起因する側弯症，② 認知・行動・精神に関する合併症：知的発達症，神経発達症など，③ てんかん，④ 栄養に関する問題，⑤ 呼吸に関する問題，⑥ 医療的ケアに関する問題などがあるが，本稿では③ てんかん，④ 栄養に関する問題，⑤ 呼吸に関する問題，について触れる（①，②，⑥ については他稿参照）．

1．てんかん

脳性麻痺にはてんかんの合併が多いが，特に大脳皮質-白質障害をきたすような場合にてんかんの合併が多い．脳血流障害による脳性麻痺の患者のうち34％でてんかんを発症し[7]，四肢麻痺の50％，片麻痺の47％，痙直型両麻痺では27％にてんかんが合併していたといった報告もある[8]．てんかんは早産による脳室周囲白質軟化症に合併する痙直型両麻痺より満期周産期の低酸素性虚血性脳症，周産期脳梗塞による脳障害に多く合併すると言われており，早産児の両麻痺児におけるてんかんの発生率は11％と比較的低い合併の報告がある[9]．合併するてんかん病型，症候群は様々であるが，てんかん性スパズムやLennox-Gastaut症候群といった発達性てんかん性脳症，症候性焦点てんかんを合併する場合もあるが，てんかんを発症した脳性麻痺児の60％は自然終息性焦点てんかんの脳波所見を有する焦点てんかん亜型と診断されるとの報告もある[7]．てんかんの治療については抗てんかん発作薬の内服が一般的である（詳細はほかの成書に譲る）．

一方で非てんかん性の発作症状の合併があることも知られている．脳性麻痺でてんかんと診断されている患者で脳波検査行われた82名中21名（26％）で非てんかん性のイベントが確認されたという報告があり[7]，その際半数の親もしくは介護者が脳波でてんかんと確認されない症状をてんかん発作として報告していることから，特に発作性の症状に対しててんかんの治療強化を検討する際にはてんかん発作であることを確認すべきである．

2．呼吸に関する問題

特に重症の脳性麻痺児では呼吸に関する問題を認めることも多い．気管軟化，気管狭窄といった気道自体に問題が生じる場合，脳幹機能不全による声帯・喉頭機能障害，舌根沈下，咳嗽反射消失，嚥下障害による誤嚥，呼吸運動が脆弱な場合など早期から認められる呼吸障害や側弯の進行による二次的な呼吸障害，下気道感染症をきたす場合も経験される．気道の確保については経鼻エアウェイ，気管切開などが必要な場合もある．また気道確保をしただけでは改善しない呼吸障害を認めている場合には人工呼吸管理が必要な場合もある．気道分泌による呼吸障害では上気道および下気道吸引といった気道処置が必要となる．特に下気道感染合併の場合には排痰処置を積極的に行うことが重要である．

3．消化器・栄養の問題

脳性麻痺では嚥下機能障害のほか，胃食道逆流，上腸間膜動脈（SMA）症候群，便秘症など上部消化管から下部消化管までのどこにでも消化器症状を合併する可能性がある．栄養不足によるるいそうや栄養過多による肥満，ビタミン欠乏症，微量元素欠乏症などの栄養の問題を認める場合も少なくない．

3歳以上の児については摂食・嚥下能力分類システム（EDACS；eating and drinking ability classification system）による摂食・嚥下能力の分類が可能で，レベルを評価することで普段の状態を的確に知ることで適切な介助やサポートのための判断が可能となる[6]（**表3**）．経口摂取が可能な場合には，カット食，刻み食，ペースト食といった食形態の調整が必要な場合も多い．経管栄養には，経鼻胃管，十二指腸チューブ，胃瘻がありそれぞれメリット・デメリットがある．

文　献

1) Bax M, et al：Executive Committee for the Definition of Cerebral Palsy：Proposed definition and classification of cerebral palsy, April 2005. *Dev Med Child Neurol*, 47：571-576, 2005.
   Summary　現在の脳性麻痺の捉え方や考え方のもととなるような定義や分類を再検討して提案している論文．
2) 公益財団法人日本医療機能評価機構　脳性麻痺児の実態把握に関する疫学調査プロジェクトチーム：脳性麻痺児の実態把握に関する疫学調査報告書，2018.
   〔http://www.sanka-hp.jcqhc.or.jp/documents/report/index.html〕

3) 當山真弓ほか：沖縄県における双胎の脳性麻痺児について．脳と発達，**32**：35-38，2000.
4) 鷲見　聡ほか：精神遅滞と脳性麻痺の出生体重別発生率：名古屋市，1986〜88年出生時について．日児誌，**99**：496-498，1995.
5) 新井　洋：脳性麻痺．小児内科，**48**：1513-1516，2023.
   Summary 脳性麻痺診療の第一人者による総説で，脳性麻痺の捉え方，考え方，治療戦略について短く的確にまとめられている．
6) 阿部裕一：脳性麻痺．医のあゆみ，**288**：732-737，2024.
7) Cooper MS, et al：Paroxysmal nonepileptic events in children with epilepsy and cerebral palsy. *J Child Neurol*, **38**：336-346, 2023.
8) Hadjipanayis A, et al：Epilepsy in patients with cerebral palsy. *Dev Med Child Neurol*, **39**：659-663, 1997.
   Summary てんかんを合併しやすい脳性麻痺のタイプと合併するてんかん発作型の関係について示した論文．
9) Galvin KA, Oorschot DE：Postinjury magnesium sulfate treatment is not markedly neuroprotective for striatal medium spiny neurons after perinatal hypoxia/ischemia in the rat. *Pediatr Res*, **44**：740-745, 1998.

特集／知っておきたい！脳性麻痺のリハビリテーション診療

脳性麻痺の整形外科的治療

藤田裕樹*

Abstract 脳性麻痺(CP)児は年齢とともに変化し得る姿勢と運動の異常所見を呈し，整形外科的な問題点は麻痺の gross motor function classification system(GMFCS)の重症度に依存する．GMFCS Ⅰ～Ⅲ群においては移動(歩行)に関わる問題が診られる．一方で重症度の高い GMFCS Ⅳ，Ⅴ群においては脊柱側弯，股関節脱臼など日常の姿勢保持に関わる問題が多く診られる．股関節の治療ではそのコンセプトが prevention, reconstruction, salvage の3段階に分かれ，reconstruction までが鍵であり，salvage に移行しない治療選択を立てることが重要である．歩行可能な児の尖足においてはどの関節レベルで手術が必要か？の見極めと腓腹筋においては延長する zone の判断が重要である．治療内容にかかわらず，患児およびその介助者の評価の変遷を定性的のみならず定量的に評価を継続することが本疾患群の治療の発展につながると考える．

Key words 脳性麻痺(cerebral palsy)，一期的多関節手術(single event multi-level surgery)，3次元歩行解析(three-dimensional gait analysis)

はじめに

脳性麻痺(cerebral palsy；CP)とは発展途上にある胎児または乳児の脳に起こった非進行性の障害に起因した一群の診断名であり，生涯にわたり残存する姿勢と運動の発達障害で，結果として様々な活動参加への制約が生じる．整形外科に関わる筋骨格系の問題は，1次的なものとして選択的運動コントロールの障害，筋緊張の亢進，2次的には筋拘縮，骨変形そして脱臼が挙げられる．上記の経過を経て青壮年～成人期にかけて高エネルギー消費による疲弊につながる．

整形外科的問題は患児の gross motor function classification system(GMFCS)に応じて異なる．軽度～中等度の重症度である GMFCS Ⅰ～Ⅲ群は独歩可能な症例が多く，その問題点は歩容に関連したもの(尖足，クラウチングなど)が多く，重症度の高いⅣ，Ⅴ群は上下肢の不良肢位拘縮，脊柱側弯そして股関節脱臼といった座位姿勢保持に関連する問題が集中する[1]．

下肢の手術に対しては1期的に多関節の手術を行う single event multi-level surgery(SEMLS)が主流となっている．当センターでは主に CP 児の下肢の問題に対して手術治療を施行しており，本稿では下肢の治療を中心に進めたい．

股関節

股関節の亜脱臼／脱臼は GMFCS に応じてその発症頻度が異なり，Ⅰ群：ほぼ0％，Ⅱ群：15％，Ⅲ群：41％，Ⅳ群：69％，Ⅴ群：90％と前述のごとく重症度の高いⅣ，Ⅴ群で高い発症率を有する[1]．

股関節治療の概念は大きく3つに分けられ，それらは prevention(予防)，reconstruction(再建)，salvage(救済)で構成されている[1]．Salvage は青

---

* Hiroki HUJITA, 〒006-0041 北海道札幌市手稲区金山1条1-240-6 北海道立子ども総合医療・療育センター，総合発達支援センター長／同センター，リハビリ・栄養部長

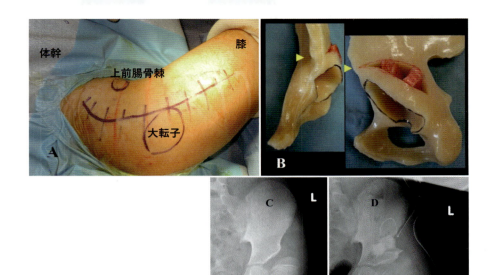

図 1.
A：股関節再建時のJ字皮切
B：IPAO（図は佐賀整肢学園和田晃房先生から供与）
C：CP 痙直型両麻痺患児の股関節脱臼．術前 Xp.
D：股関節再建術後 Xp.

壮年期以降の重度股関節脱臼および重度変形性股関節症に移行した症例に施行する骨頭切除術や股関節固定術およびさらに骨頭を脱臼させ殿筋の被覆に期待する大腿骨外反骨切り術などが含まれる．当センターでは salvage の経験がないため詳細な説明は割愛させていただくこととする．

なぜ股関節の治療が必要なのか？ CP の痙性による下肢不良肢位は経年的に変化し，不良肢位拘縮に至ることが多い．その拘縮あるいは脱臼によりオムツ交換の困難さ，鼠径部および会陰部の不衛生につながる可能性が高い．介助者の負担軽減あるいは患児自身の QOL を向上させる目的においても股関節の良肢位，安定した座位の供給が必須と考える．

Prevention は股関節周囲の内転および屈曲拘縮が診られる 3 歳から 7～8 歳までに考慮される軟部組織手術である．当センターの標準術式は，内転拘縮に対しては長内転筋の fractional lengthening，薄筋の起始部からの切離を施行し，屈曲拘縮に対しては大腿直筋を起始部である下前腸骨棘からの fractional lengthening，大腰筋腱の筋内切腱を施行している．これら術式のみで思春期および青壮年期の股関節問題を解決することは困難であるが，reconstruction の時期を先延ばしする time saving の意義はあると考える．

Reconstruction は所謂骨切りを含む手術となる．Minaie らは reconstruction の成績不良の原因の 1 つに 6 歳以下での手術を挙げている[2]．この報告に基づき当センターにおいても 6 歳以下の reconstruction は避け，可及的に 10 歳前後まで待機するよう努めている．手術は佐賀整肢学園整形外科 和田晃房先生が提唱した腸骨稜の中央部から大転子の前方を通り，大腿骨の骨軸に沿って遠位に延長する J 字皮切を採用している．術式は，関節包を切開して関節腔内における整復阻害因子を除去する観血的股関節脱臼整復術（open reduction；OR），大腿骨減捻内反（短縮）骨切り術（derotational varus ostetomy；DVO），後方脱臼による臼蓋後壁の形成不全に対する incomplete periacetabular osteotomy（IPAO）で構成される[3]（図 1）．術後は筋の不随意的な spasm による疼痛誘発を回避，術創および関節の安定化を目的に 4～6 週間

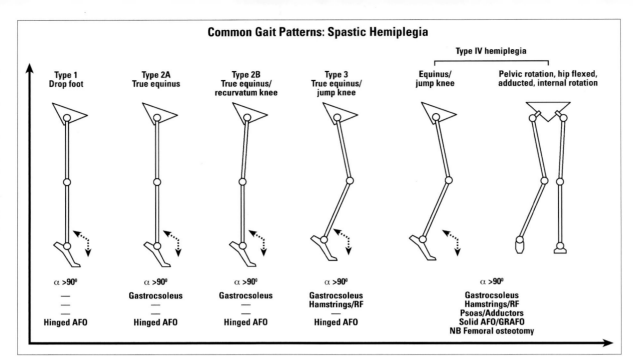

図 2. 矢状断から診た CP 片麻痺患児の歩行パターン

(文献 4 より抜粋)

の spica cast 固定を施行するが，術後ギプスについては賛否両論である．術後フォローで重要なことは，身体所見や X 線での股関節状態評価のみならず，介助者の満足度を評価することが重要である．当センターでは Caregiver Priorities & Child Health Index of life with Disabilities(CPCHILD™) を経年的に評価している．

歩行可能な CP 児の治療

CP 児の歩容異常，そして起因となる関節拘縮には多様性がある．Rodda らは，CP 児の歩容を矢状断にて評価し片麻痺および両麻痺について分類を確立した[4](**図 2, 3**)．Thomason らは身体所見，画像所見および 3 次元歩行解析所見に応じた定量的な手術適応を提示している[5]．当センターでは 2007 年の開設以来，歩行可能な CP 児には 3 次元歩行解析を使用し，歩行タイプ分類，術式決定の補助ツールとして使用している．欧米では本ツールを利用した術式決定および術前後評価がスタンダードになっているが，本邦では利用施設が限られており普及はしていない．歩容改善を目的とした治療には外観だけではなく，定量的な術前後評価が必要であり，functional mobility scale, Gillette gait index そして歩行効率を示す physiological cost index がそれに相当し，それらは患児およびご家族に提示し数値的な目標を設定することが重要である．

尖　足

股関節および膝関節に拘縮を伴わない尖足に対しての術式は多様性を要するが，基本的に重要なのは下腿のどのレベルで尖足拘縮を解除するかという点である．下腿三頭筋を 3 つの zone に分割した際に，当センターでは zone 2 での Vulpius 法を好んで選択している[6](**図 4**)．その理由は，Vulpius 法および中央腱索の切離のみで十分背屈可動域が得られることと，逆変形のリスクが少ないからである．

内反尖足

CP 児，特に片麻痺児における内反尖足は再発率が高く，拘縮そのものも両麻痺児の尖足拘縮に比べ重症度が高いことが多い．故に本患者群の治療目標は，歩行中における最初の踵接地の獲得と

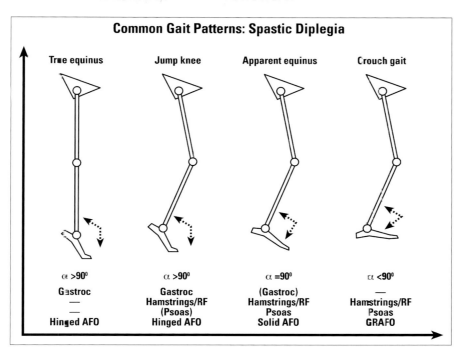

図 3. 矢状断から診た CP 両麻痺児の歩行パターン
(文献 4 より抜粋)

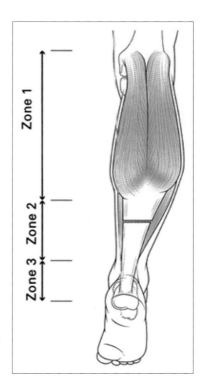

図 4.
下腿の zone と腓腹筋筋膜延長術(Vulpius 法)
(文献 6 より抜粋)

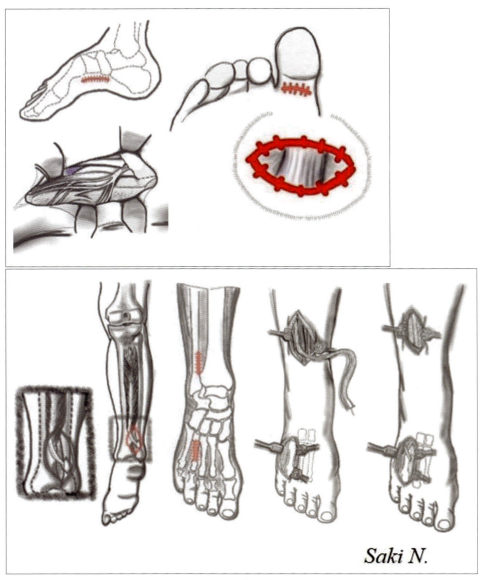

図 5. 長母趾屈筋腱背側移行術

遊脚期で足を床に擦らないように床とのクリアランスを維持することである．手術内容としては腓腹筋筋膜延長に長母趾屈筋腱の背側移行術を追加することで良好な成績が得られる[7]（**図 5**）．

外反尖足

大腿骨の過前捻，下腿の過外旋に合併する足部変形として外反尖足が挙げられる．手術セオリーとしては大腿骨および下腿骨の回旋骨切り後に足部矯正手術が望ましい．しかし足部のみのアプローチに留まることも少なくはなく，その場合は突出する距骨頭を起因とした靴トラブルの改善がメインとなる．術式は，尖足の改善目的の Vulpius 法や矯正が不足する場合はアキレス腱の皮下切腱を追加する．突出した距骨頭と短縮した外側列に対しては，外側列の延長術に距舟関節の固定を追加した術式を選択している（**図 6**）．

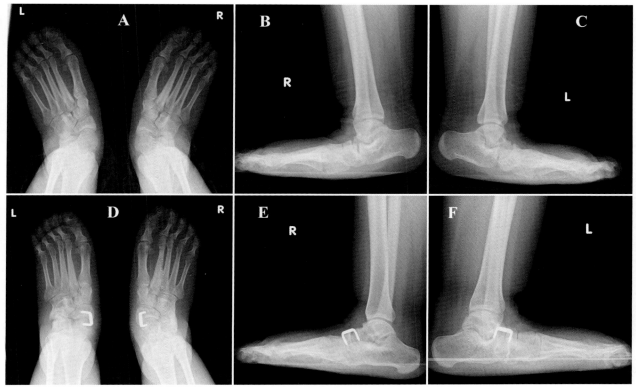

図 6. 14 歳，CP 痙直型両麻痺児　外反尖足
A：両足部正面 Xp（著明な外転位）　　B，C：両足部側面 Xp（尖足位）
D：術後両足部正面 Xp（外転位の改善）　E，F：両足部側面 Xp（距舟関節の固定および尖足の改善）

内旋歩行

内旋歩行もまた CP 児の歩容異常の 1 つである．内旋位自体のエネルギー消費の増大，前足部が異常に内旋することで歩行時に反対側の下肢と干渉することで転倒を生じる原因となる．このような症例は大腿骨の過前捻を生じている症例が多いため，身体所見，歩行解析所見そして CT 画像上の骨の解剖学的異常を確認のうえ大腿骨の減捻骨切り術を施行している[5]（図 7）．

クラウチング

矢状断から診て股関節および膝関節の屈曲拘縮そして足関節の過背屈を呈する姿容である．単純な尖足歩行に比べ 1 歩のエネルギー消費が大きく，患児の歩行距離に強く影響する．当センター

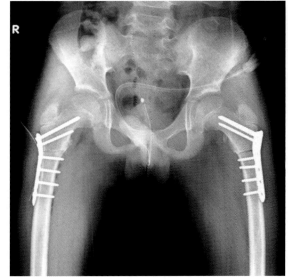

図 7. 9 歳，男児．CP 痙直型両麻痺　内旋歩行
　　　両大腿骨回旋骨切り後 Xp．

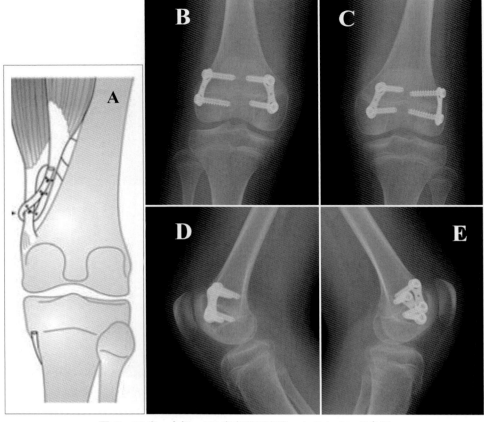

図 8. 12 歳，女児．CP 痙直型両麻痺　クラウチング歩行
　A：半腱様筋腱移行術（文献 8 より抜粋）
　B～E：両大腿骨遠位前方骨端軟骨発育抑制術

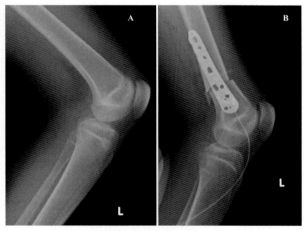

図 9. 14 歳，男児．CP 痙直型両麻痺　左重度膝関節屈曲拘縮
　A：術前左膝側面 Xp　　B：左大腿骨遠位伸展骨切り術後 Xp

では膝関節屈曲拘縮が中等度かつ GMFCS Ⅰ～Ⅲ群の症例に対しては大腿骨遠位前方骨端軟骨発育抑制術＋半腱様筋腱移行術（大内転筋内顆枝）を施行している[8]（**図 8**）．一方重度拘縮の症例においては軟部組織解離に加えて大腿骨伸展骨切り術を施行し歩行再建を図っている（**図 9**）．

まとめ

① CP 児の下肢に対する整形外科的手術の概要を提示した．
② SEMLS をベースに，患児の GMFCS に応じた治療選択が重要である．
③ X 線上の改善に加え，患児の QOL，ADL そして介助者の負担を軽減する治療選択をすべきであり，その定性および定量評価が重要である．

謝　辞

本稿の執筆にあたり，札幌医科大学リハビリテーション科　土岐めぐみ先生，当センター前療育監　松山敏勝先生，佐賀整肢学園　和田晃房先生，Royal children's hospital Melbourne　Prof. Graham HK, Dr. Selber P に感謝申し上げます.

文　献

1) Weinstein SL, et al：Lovell and Winter's Pediatric Orthopaedics, 8th ed, 509-590, Wolters Kluwer, 2020.
   Summary 多くの小児整形外科の教科書があるが，CP の章の内容が充実している.

2) Minaie A, et al：Failure of hip reconstruction in children with cerebral palsy：what are the risk factors? *J Pediatr Orthop*, **42**(1)：e78-e82, 2022.
   Summary 股関節再建の経過不良例に関わる因子を明示した重要な文献.

3) Wada A, et al：Surgical treatment of hip dislocation in Kabuki syndrome：use of incomplete periacetabular osteotomy for posterior acetabular wall deficiency. *J Child Orthop*, **6**(4)：261-267, 2012.
   Summary 本邦の CP 股関節の術式の概念に対してパラダイムシフトとなった文献.

4) Rodda J, Graham HK：Classification of gait patterns in spastic hemiplegia and diplegia：a basis for a management algorithm. *Eur J Neurol*, **suppl 5**：98-108, 2001.
   Summary 歩行可能な CP 児の側面からの分類を明示した重要な文献.

5) Thomason P, et al：Single event multi level surgery in children with bilateral spastic cerebral palsy：a 5 year prospective cohort study. *Gait Posture*, **37**：23-28, 2013.
   Summary 下肢の手術において定量的な概念を構築した重要な文献.

6) Tinney A, et al：The transverse Vulpius gastrosoleus recession for equinus gait in children with cerebral palsy. *Bone Joint J*, **97-B**：564-571, 2015.
   Summary 下腿後面の解剖および Vulpius 法について明示した文献.

7) Fujita H, et al：Motion analysis and surgical results of anterior transfer of flexor hallucis longus for equinovarus gait in children with hemiplegia. *J Orthop Sci*, **26**(3)：441-447, 2021.
   Summary 腓腹筋延長術に長母趾屈筋腱移行術の適応を明示した文献.

8) Ma FYP, et al：Lengthening and transfer of hamstrings for a flexion deformity of the knee in children with bilateral cerebral palsy. *J Bone Joint Surg Br*, **88**：248-254, 2006.
   Summary 中等度クラウチング症例に施行する半腱様筋腱移行術を初めて報告した文献.

特集／知っておきたい！脳性麻痺のリハビリテーション診療

脳性麻痺の痙縮治療

安里　隆*

Abstract　小児痙縮治療にはBoNT・ITB・SDR・神経縮小術・内服薬などが含まれる．各治療法の特徴と作用部位に関しては図1，表1をご参照下さい．本稿では，小児痙縮・ジストニア診療ガイドライン2023[1]（以下，ガイドライン）に基づき筆者の経験を中心に概説したい．治療に際して筆者が強調したいのは以下の3つである．① 小児の筋緊張亢進状態には，痙縮・強剛（固縮）・ジストニアなど様々な病態があり，しばしば併存していること．② BoNT・ITB・SDRは，それぞれ作用機序，作用部位，効果の期待できる範囲が異なるため病態により使い分ける必要があること．これは併用も可能であることを意味している．③ 痙縮治療は患児の運動機能のレベルにより治療目的やゴールが異なるだけでなく，成人期以降の社会参加を見据えた長期の視点が必要なため介護者を含めた多職種多施設協働カンファレンス[2,3]で十分検討することが望ましい．

Key words　選択的後根切断術（selective dorsal rhizotomy；SDR），バクロフェン髄腔内投与療法（intrathecal baclofen therapy；ITB），ボツリヌス療法（botulinum toxin therapy；BoNT），多職種多施設協働カンファレンス（transprofessional multicenter conference），ジストニア（dystonia）

はじめに

1．当院における小児痙縮治療実績

当院で施行されている小児痙縮（異常筋緊張亢進状態）に対する治療戦略は，① SDR（2000年開始），② ITB（2010年同），③ BoNT（2006年同）の3つである．2024年6月の時点でSDRは373例，ITBは15歳以下の77例にポンプ植込みを行い，BoNTは約200例に640回施注している．筆者は2006年よりSDRの術中電気生理モニタリングに関わり，ITBは全例の外来リフィルを担当，BoNTは全症例に施注を行った．

当院小児痙縮治療の特徴

① リハビリテーション科医である筆者と小児整形外科医とチームを形成しすべての治療を同一チーム内で施行している．
② 治療方針の決定に当たっては必要に応じて，多職種・多施設の参加する協働カンファレンス（以下，カンファレンス）で討議，検討している．
③ ほぼすべての患児を地域の療育施設と協働して治療後も継続して観察している．

小児痙縮治療の基本的な考え

小児の筋緊張亢進状態の治療に対する筆者の理想とする基本的な考え方は表2である．そして当院における各治療法適応の考え方は表3である．実際の治療方針を決定する際は，この考え方を基本として必要があれば，介護者を含めた他職種の意見を参考にするためにカンファレンスを開催する[2,3]．それでは，SDR，ITB，BoNTそれぞれについてガイドラインのクリニカルクエスチョンを

---

* Takashi ASATO，元・沖縄県立南部医療センター・こども医療センター

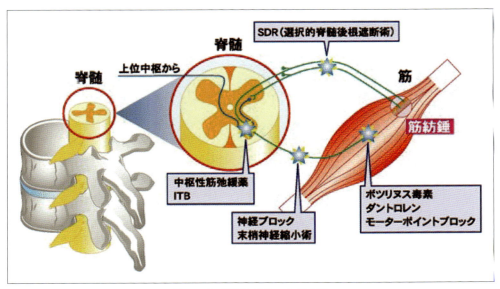

図 1. 各痙縮治療法の作用部位

（文献 2 より転載）

表 1. 各痙縮治療法の特徴

	広 範	局 所
可逆的	ITB（体幹，下肢）　内服薬	BoNT
非可逆的	SDR（下肢）	末梢神経縮小術

表 2. 痙縮治療に対する私見

軽度 GMFCS Ⅰ～Ⅱ
　痙縮が分離した随意運動を阻害するため，できるだけ軽い方が良い．
重度 GMFCS Ⅴ
　痙縮が介護・介助（更衣，抱っこ）の障壁となるため，できるだけ軽い方が良い．
中等度 GMFCS Ⅲ-Ⅳ
　動作・運動においてどの程度痙縮を利用しているか評価し，多職種で討議して決定する．

GMFCS（gross motor function classification system）

表 3. 当院における痙縮治療の適応

	SDR	ITB	BoNT
病　因	痙直型両・片麻痺	痙縮をきたす病態	局所の痙縮をきたす病態
ジストニアへの適応	－	±	±
効果の広がり	両下肢　体幹に効果弱	体幹下肢　後弓反張に効果あり	局所
GMFCS	Ⅰ～Ⅳ	Ⅳ～Ⅴ	Ⅰ～Ⅴ
年　齢	2～8歳	ポンプ植込み可能な体格	2歳から

中心に概説する．

SDR

1. SDRにおける痙縮軽減メカニズム

痙縮の病態について，現在ではα運動ニューロンの興奮性の亢進が主病態とされており，その原因に関しては様々に推測されている[4]．筆者はSDRの術中モニタリングにおいて小児痙縮における以下の2つの知見を新たに確認した．

① SDRで脊髄後根を部分的に切断し断面積を減

ずると後根を上行し前根へと流れ込む感覚インパルスの量が減る.

② 後根から前根へ流れるインパルスには深部覚のみならず大量の表在覚インパルスが含まれている.

つまり脳性麻痺においては,健常ではブロックされるべき表在覚インパルスが後根から前根へ流れ込んでいる.このことは皮膚を刺激すると下肢筋が収縮するという痙縮の臨床所見を反映している.このように後根から前根を通じ多量のインパルスがα運動ニューロンへ到達するため興奮性が高まり,伸張反射・屈筋反射(逃避反射)が亢進,筋が過剰に収縮するようになる[5].これが脳性麻痺における痙縮の病態ではないかと推測している.そしてSDRにより前根へ流れ込む過剰な感覚インパルスが減少しα運動ニューロンの興奮性が低下することにより種々の反射が減じ,結果として筋緊張が減弱する.このことは術中に後根を切断直後,実際に腱反射を誘発したり,関節を他動的に動かすことにより実感することができる.いずれにせよSDRにおける痙縮・筋緊張軽減効果は多くの文献で一致し,エビデンスの確実性は『強』である[1].

2.推奨される病型・重症度

最も良い適応は歩行機能を有する痙直型両麻痺である(GradeⅠA,エビデンス強)[1].痙縮の病態生理からすれば,SDRはほかの治療法に比べ理にかなっており,実際にGMFCSレベルⅠ〜Ⅱにおいては,BoNTよりも尖足歩行を含めた歩容の改善が良い印象を持つがエビデンスは未だない.痙縮軽減が運動機能の改善に必ずしも反映するわけではないとする文献もあるが[6)7)],当院での25年,400例近い経験より,歩行可能な軽症痙直型両麻痺児において,尖足やクラウチングを誘発する筋の痙縮が軽減し,拮抗筋に運動麻痺がなく適切なリハビリテーションが提供可能ならば歩容は改善するとの印象を持っている.GMFCSレベルⅢ以上の重症例の適応については他職種と協議し家族の意向を考慮して決定する[8].

3.脳性麻痺以外の適応

当院では家族性・遺伝性痙性対麻痺へのSDRの経験が8例,術後10年以上の経過が1例あるが,全例術後経過は良い.しかし疾患の特性上,継続した観察が必要であろう.

4.治療開始年齢

当院における最少年齢は2歳1か月であり,ほかに2歳台は7例,3歳台は63例ある.SDRの適応年齢は筋短縮から拘縮をきたす前[9]であることが前提で一般に5〜6歳だが,成長に伴う錐体路の髄鞘化が2歳頃に終了し[1]痙縮の客観的評価が可能となれば,痙性歩行が固定化する前,可能な限り低年齢でSDRを施行しても良いのではないかと考えるが,これには議論の余地があるだろう.

ITB

1.適応となる病型・重症度

当院でもガイドラインと同様,基本として重度痙縮が適応である(表3参照).当院において介助歩行が可能な症例は1例のみであるが実用的な移動は電動車椅子である.小児ITB患者のコミュニケーション能力と移動能力のレベルを図2に示す.当院では自ら電動車椅子を操作し相互のコミュニケーションが可能な児は僅か全体の4%である.当院において歩行が自立している小児は上肢痙縮軽減目的の1例のみであり,バクロフェンが筋力低下などの運動麻痺を誘発しないため歩行に悪影響はない.しかし歩行が可能で体幹の運動機能が高い症例ではカテーテルに関連したトラブルが頻発するのではないかと危惧する.

脳性麻痺に関連した二次性ジストニアについては,現時点で疾患特異性の高い治療法がないためガイドラインでも推奨されているが,当院での症例を見る限り純粋な痙縮に比較しジストニアや不随意な多動運動が混在すると投与バクロフェン量が増える傾向がある.薬剤耐性の問題があるため極力増量を控えているが,今後ジストニアに対しては単純持続モードではなく,フレックスやパルスなどの投与モードを組み合わせるなど工夫して

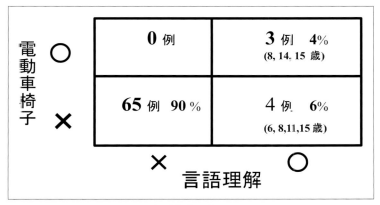

図 2. 移動能力と知的レベル
全72例　介助歩行1名　歩行自立1名

いく予定である．もしそれでも効果が不十分ならば，治療を一時中断して効果を再評価し治療継続の可否を検討しなければならなくなるだろう．ただしジストニアに併存する後弓反張に対しては，明らかに BoNT より効果が優れており，現在のところ唯一効果が持続する治療法と考えている．

2．治療開始年齢

当院での最小年齢は，2歳4か月1例，2歳9か月2例である．最小体重は 10 kg が2例，最小身長は 79 cm が1例である．年齢や体重よりもポンプを植込みするスペースの関係上身長がより重要である．

3．後天性脳障害に対する効果

ガイドライン[1]では Grade 2C であるが，当院では溺水後，脳動脈瘤破裂，重度頭部外傷，脳動静脈奇形出血がそれぞれ1例ずつ，乳児期の脳炎・脳症後遺症が3例，計7例の後天性障害がある．先天性の障害と比較して効果に有意差がある印象はなく，効果の差異は筋緊張異常の病態（痙縮・強剛・ジストニア）によるのではないかと考える．当院では遺伝性痙性対麻痺に対する ITB は歩行が不可能な1症例のみであり，未だ観察期間は2年未満である．ガイドラインに記載はないが，上肢の機能改善目的の ITB 療法は当院で2例ある．1例は下肢の痙縮を SDR で軽減，両親の希望により上肢の機能改善目的でカテーテルを第1胸椎の高さへ設置したが上肢運動麻痺を伴ううえに知的レベルも低いため，痙縮が軽減しても能力の向上へはつながっていない．もう1例は脳性麻痺左片麻痺の上肢の機能改善目的で第3胸椎の高さへカテーテルを設置したが，やはり上肢の運動麻痺のため満足できる効果は得られていない．カテーテルの設置高位の問題も含め今後再評価し治療継続に関して検討を要する2症例であろう．

4．合併症

ここでは，ポンプやカテーテルなど手技に関連したトラブルと ITB 療法中の外来で認められた薬理学的な副障害に分けて記載する．

1）ポンプ関連合併症

ポンプ周囲の感染によりポンプを抜去したのは5例（5/77，6.5％），うち1例は初回の植込み直後，そのほか4例はポンプ電池交換後の感染であった．その中には初回ポンプ植込み後に無菌性皮下漿液腫を合併，リフィルの度に穿刺排液をしていたが，電池交換後に細菌感染を起こしポンプを抜去した症例がある．

2）カテーテル関連合併症

カテーテル関連では初期植込みの数週後よりバクロフェンの効果が減弱，カテーテル造影で閉塞が見つかり再手術された症例が1例あった．脳脊髄液漏出疑いの症例は2例ほど認めたが保存療法で軽快した．

3）バクロフェンによる副障害

バクロフェン投与量に依存した副障害は**表4**の通りである．小児患者において筆者は1日投与のバクロフェン量を体重当たりで計算（μg/kg/日）している．**表4**の副障害は症状の程度が投与量に依存し相関することを実際に筆者が確認してい

表 4. 用量依存性副障害

症　状	症例数(%)	バクロフェン濃度 μg／kg／日
傾　眠	8　(16%)	7
嚥下障害	2　(4%)	10, 8
呼吸不全	1　(2%)	2
徐脈　40／分以下	2　(4%)	10, 不明
尿　閉	1　(2%)	13

る. ITB導入以前から在宅酸素療法(HOT)の症例では植込み直後に呼吸不全の増悪を認めたが投与量を減量すると改善し以後増量が可能となった. 表4によれば用量依存性副障害の出現が約10μg／kg／日前後であるため, 筆者はこの値を目安にITBの外来管理を行っている.

5. バクロフェンに対する耐性

治療開始当初は痙縮軽減効果が大きいが徐々に痙縮が再燃し, 深部腱反射やクローヌスが再出現する症例を認める. しかしITB療法の対象は重度障害児で, 目的は介護負担の軽減である. 痙縮を完全に消退させるため投与量を増やすと耐性の問題[10]を生じる可能性があるため, 筆者は多少のクローヌスが残存しても介護上困らなければバクロフェンを増量しないようにしている. これは介護者とリハビリテーション担当者へ周知しておく必要がある. しかしこのことは表2の筆者の痙縮治療方針と矛盾しており将来解決すべき課題である.

6. ITBの課題

筆者の考えるITB療法の課題を以下に挙げる.
① 重度障害児では過量に伴う副障害を発見しにくいため, 介護者との密なコミュニケーションが必要とされる.
② 小児における安全な投与量と上限投与量を定め, 耐性の問題に備える必要がある.
③ 不随意運動を伴うジストニアへの適応には, 再検討を要する自験例ではITB中にもかかわらずジストニアの重責状態を呈した1症例を経験した.
④ 成長に伴って相対的にカテーテルが下降するため交換が必要となる症例がある.
⑤ ITB治療を管理できる医療機関が限られる.

ボツリヌス療法(BoNT)

BoNTは前記2つの治療法に比較し広く普及しているため, ここではガイドライン[1]を中心に筆者の経験を述べる. BoNT療法において筆者が心がけていることは以下である.
① 治療前からの理学・作業療法の介入
② 後療法を円滑に進めるためリハビリテーション担当者に施注すべき筋を事前に相談すること
③ 後療法では施注筋の拮抗筋を促通すること
④ 施注筋萎縮のリスク[11]があるため施注頻度は年2回まで. 頻回の施注が必要ならば, ほかの痙縮治療法(SDR, ITB)への移行あるいは筋腱延長術の適応も考慮し前述のカンファレンスで検討すること
⑤ 意識障害を伴う例を除き, 吸入麻酔下で施注し覚醒後帰宅の日帰り手術とすること
⑥ 麻酔下で施注する場合は, 筋電図・超音波エコーをともに使用して筋を同定すること

1. 適　応

作用機序からも局所の痙縮が最良の適応だろう. したがって尖足歩行の改善に対しては, ガイドラインでもGrade 1Aの推奨である. 立脚期中期に踵接地が不可能な尖足歩行に対する自験例を表5に示す. この結果からもわかるように短縮があれば尖足改善効果は著減する. そのほか経験上効果があったと思われる異常肢位と施注筋を表6に挙げる. 股関節亜脱臼に対する効果も筆者の経験では一時的な改善のみで手術を回避できるほどではない. このように, より効果が期待できるのは上肢である. 上肢は下肢に比較して痙縮が再発し難く施注回数・頻度とも少なくて済む印象である.

表 5. 尖足歩行に対する効果　独歩可能 43 肢

立脚期中期に踵接地が不可能な尖足歩行に対し，
施注後常に踵接地○，時々接地△で評価.
短縮は他動足関節背屈 20°未満とした.

	○良	△可
短縮あり 16 肢 37%	3 肢 19%	13 81%
短縮なし 27 肢 63%	20 肢 74%	7 肢 26%

表 6. 効果の期待できる肢位と施注筋
（評価し必要を認めた筋群へ施注）

異常肢位	施注筋
肩外旋・内転 肩甲骨内転・下方回旋 肘屈曲位	棘下筋，大・小円筋，大胸筋，広背筋 大・小菱形筋 上腕二頭筋，上腕筋，腕橈骨筋
前腕回内 手関節屈曲 手指屈曲位	円回内筋，方形回内筋（必要時） 尺側・橈側手根屈筋 浅・深指屈筋
母指内転・屈曲位	母指内転筋，短母指屈筋
股関節亜脱臼	股内転筋，内側ハムストリングス

これは上肢が抗重力筋でないため末梢神経の
sprauting が下肢ほど盛んでないためだろうか？

2．課題・問題点

　最近は施注後の線維化・筋萎縮の報告[11]もあ
り，今後注意していく必要がある．下肢に関して，
長期視野で見ると BoNT のみで治療が完結するこ
とはなく，SDR，ITB などのほかの痙縮治療や筋
腱延長術へと移行する症例がほとんどである．し
たがって当院では，広範な痙縮の治療において
BoNT はほかの痙縮治療法を補完する役割であ
り，併用療法の中心となっている．

文　献

1) 日本小児神経学会監，小児痙縮・ジストニア診療
ガイドライン策定ワーキンググループ編，小児痙
縮・ジストニア診療ガイドライン 2023，診断と治
療社，2024.
　Summary 小児における筋緊張異常の治療におけ
るガイドライン.

2) 金城　健：Ⅱ 薬物療法・手術療法．粟國敦男ほ
か編，脳性麻痺運動器治療マニュアル，31，メジ
カルビュー社，2020.
　Summary 小児における痙縮治療の詳細な解説書.

3) 金城　健：小児脳性麻痺の痙縮治療戦略─多職種
チームアプローチの必要性─．総合リハ，**48**：
643-650，2020.

4) 長谷公隆：痙縮の病態生理．バイオメカニズム会
誌，**42**：199-204，2018.
　Summary 痙縮の病態生理を詳しく解説.

5) 鏡原康裕：痙縮のメカニズムと評価法．臨床リ
ハ，**21**：936-943，2012.

6) Steinbok P：Outcomes after selective dorsal rhi-
zotomy for spastic cerebral palsy. *Childs Nerv
Syst*, **17**：1-18, 2001.

7) Mugglestone MA；Guideline Development
Group：Spasticity in children and young people
with non-progressive brain disorders：sum-
mary of NICE guidline. *BMJ*, **345**：e4845, 2012.

8) 金城　健：【障害児の移動能力を考える】脳性麻
痺と脳原性障害による障害児の移動能力─評価
と治療─．*MB Med Reha*，**263**：7-13，2021.

9) 安里　隆，金城　健：【痙縮の治療戦略】小児脳
性麻痺の痙縮治療における選択的後根切断術．
MB Med Reha，**261**：61-66，2021.

10) Heetla HW, et al：The incidence and manage-
ment of tolerance of baclofen therapy. *Spinal
Cord*, **47**：751-756, 2009.

11) Salari M, et al：Botulinum toxin induced atro-
phy：an uncharted territory. *Toxins*, **10**(8)：313,
2018.

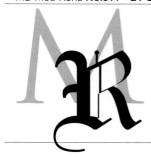

特集／知っておきたい！脳性麻痺のリハビリテーション診療

医療的ケアが必要な脳性麻痺に対する支援

川村健太郎*

Abstract 脳性麻痺児の医療的ケア支援は，NICU 退院時から成人期まで，ライフステージに応じた多職種連携と地域連携が重要である．NICU 退院時には，家族の心理的負担を軽減し，病院と在宅支援者との連携が不可欠である．乳幼児期には，福祉サービスの利用と併せて，保育所などの通園を検討し，自立支援・社会参加のはじまりになることを意識する．学童期では，特別支援学校や地域の小・中学校における看護師配置など支援体制の整備が進められている．移行期・成人期には，小児科から成人診療科へのスムーズな移行や，重度訪問介護を活用するなど自立を意識した関わりが求められる．医療的ケア児支援センターが設置され，医療的ケア児等コーディネーターも養成が進んでおり，さらなる支援体制の整備や連携の促進が期待される．医療的ケア児の社会参加を通して，多様な存在がともに暮らす社会の実現を目指したい．

Key words 医療的ケア児(children with medical complexity)，自立支援(support for independence)，地域連携(regional collaboration)，多職種連携(interprofessional collaboration)，移行期医療支援(transitional care support)

脳性麻痺と医療的ケア

脳性麻痺は，生後4週間以内の新生児期までに生じた脳の非進行性病変に基づく永続的な，しかし変化し得る運動および姿勢の異常と定義されている(1968年厚生省脳性麻痺研究班)．その原因疾患は，脳形成障害，低酸素性虚血性脳症などの周産期脳障害，脳炎や髄膜炎などが挙げられる．これらの脳疾患は，運動麻痺症状や不随意運動だけでなく，呼吸障害や摂食・嚥下障害などの合併症があり，日常的に在宅人工呼吸器，痰の吸引，経管栄養などの医行為を要する場合がある[1]．このように日常生活を送るうえで必要な医療的な生活援助行為を医療的ケアと言い，これを必要とする子どもを医療的ケア児と呼ぶ．医療的ケア児は，脳性麻痺に限らないが，年々増加しており，全国で20,000人に達している．特に低年齢の医療的ケア児や，人工呼吸器を使用する子どもの増加が著しい．NICU 入院中より導入された在宅人工呼吸器などの医療的ケアを家庭で継続するには，在宅移行時に様々な準備や支援が必要となる．また，医療的ケアは，家庭だけではなく，保育所や幼稚園，学校など子どもたちが生活するあらゆる場で必要となり，医療を含めた各機関の連携がこれを支える．2021年6月に成立した医療的ケア児及びその家族に対する支援に関する法律(以下，医療的ケア児支援法)は，こうした社会全体で支援する流れを前へ進めている[2]．近年は，成人診療科への転科も含めた，年齢や成長段階に応じた医療体制の移行，および自律・自立支援を意味する移行期医療支援への関心も高まっている．本稿では，脳性麻痺のなかでも特に医療的ケアが必要な子どもに対する支援の在り方について，NICU 退院時から乳幼児期，学童期，そして移行期・成人期に

---

* Kentaro KAWAMURA，〒006-0814 北海道札幌市手稲区前田4条14-3-10 医療法人稲生会生涯医療クリニックさっぽろ

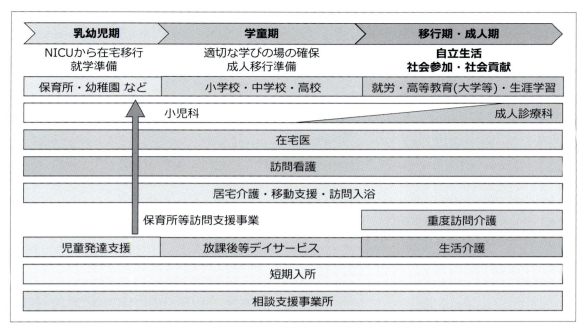

図 1. ライフステージを意識した関わり・連携

（文献3より引用）

至るまで，それぞれのライフステージごとに解説する（図1）．

医療的ケア児のNICU退院支援

NICUで導入された医療的ケアを家庭で継続するには，多くの準備や支援が必要となる．家族にとって，子どもの病気や障害を受け入れること自体が大きな困難であり，自宅で人工呼吸器など医療機器を使用する生活をイメージすることは非常に難しい．日本小児科学会より出されている『医療的ケア児の在宅移行のための指針（2024年10月掲載）』[4]では，在宅移行は，子どもと家族のウェルビーイング（個人の権利や自己実現が保障され，身体的・精神的・社会的に良好な状態であること）の実現を目的とし，それを進めていく基本的な条件として，子どもへの愛着形成が進んでいること，地域で生活することを希望していること，病状が安定していること（看取りを見据えた場合を除く）などが挙げられている．退院が見えてくるころには，在宅医や訪問看護などの在宅支援者も交えて体制づくりをすることになる．準備や決断には，それぞれの家族にとって適応しやすいペースがある．そのため，支援者には1人1人の状況に寄り添い，丁寧に配慮することが求められる．同じ当事者の立場で話を聞いてくれたり，アドバイスをしてくれるピアサポートも有用である．医学的な部分は個別性も高いため，医師や看護師に改めて確認したり，補足できると良い．リハビリテーションの関わりも多岐にわたるが，自宅への退院やその後の生活をイメージしたバギー型車椅子など福祉用具の作成，環境調整は大きな役割の1つである．バギー型車椅子は，安楽で正しい姿勢を保持できること，人工呼吸器や痰吸引器などの医療機器を搭載することなどが機能として求められる．体格の成長や姿勢の変化に合わせて調整することも見込んでおかなければならず，2～3歳ころまでは市販のベビーカーを利用する場合もある．

体調が安定し，退院の見通しが立った段階で，病院でのケアスケジュールを家庭の生活リズムに合わせて調整する[5]．経管栄養や投薬は，無理のない範囲で回数を少なくできないかなどを検討する．在宅医や訪問看護など在宅支援者への情報提供，役割分担を確認する退院前カンファレンス

は，非常に重要なプロセスである．家族の理解や意向を病院と在宅支援者が一緒に確認できる場は，支援内容や病状を確実に引き継ぐうえで大きな意味を持ち，家族と在宅支援者との信頼関係構築にも寄与する．退院後まもなくは，病院内から在宅への環境の変化に戸惑うことも多く，訪問看護などの在宅支援を手厚くしておくことを検討する．家に帰ってからはじめて気がつく心配や確認事項が必ずあるため，体調のこと，医療機器のこと，福祉サービス利用のことなど，項目立てて相談先を整理しておくと良い．

乳幼児期の支援

NICU を退院し，体調や家庭での生活が落ち着いた後には，未就学児を対象とした通所の児童福祉サービスである児童発達支援の利用を検討する．こうした通所サービスの利用は，子どもが家族のもとを離れて様々な経験を積む貴重な機会となるだけでなく，家族にとってもケアの負担を軽減するレスパイトケアとして有用である．看護師やリハビリテーション専門職が配置されていることが多く，子どもの発達促進や自立支援に向けた関わりが行われている．

また，保育所などの利用も重要な選択肢である．医療的ケア児支援法では，家族の離職防止が立法目的の 1 つとされており，保育所に看護師等を配置するなど，適切な支援体制を整えることが設置者，自治体，国の責務として求められている．医療的ケアの実施は看護師だけでなく，一定の研修（喀痰吸引等研修）を受けた保育士や介護士なども担うことができるが，実践はまだ少ないのが現状である．保育所などで医療的ケア児を受け入れる体制づくりは困難も多い．子どもの病状や医療機器について習熟する必要があるうえに，医療との連携に不慣れで壁を感じることもある．こうした課題を解決するためには，医療側からのアウトリーチが有効な手段となり得る．その実現には，自治体のサポートや体制づくりが重要となる．また，保育所等訪問支援事業を活用することで，経験豊富な専門職が保育所などを訪問し，子ども本人への支援や，スタッフへの具体的な支援方法の指導を行うことが可能である．障害や医療的ケアのない多くの子どもたちとともに遊び，過ごす時間は，医療的ケア児のコミュニケーション能力を伸ばす機会となり，社会で自立していくための大きな一歩となる．また，同世代の子どもたちや社会全体の理解を深めるきっかけにもなる点でも，大きな意義がある．

専門職が配置されやすい児童発達支援を利用しつつ，保育所などに並行して通園するケースも多い．就学に向けて，児童発達支援や保育所などから学校へ子どもの特性や支援内容を引き継ぐことで，就学後の支援体制構築がスムーズとなる．

学童期の支援

就学を迎えたころには体調はより安定していることが多い．ただし，思春期に入ると身体の成長や変化が大きくなり，側弯などの二次障害が進行する場合もある．こうした変化は，呼吸や嚥下の機能低下につながり，新たに喀痰吸引や気管切開，在宅人工呼吸器，経管栄養などの医療的ケアが必要となることもある．体格が大きくなると移乗などのケア 1 つ 1 つも大変になる．特に入浴の負担は大きく，成長に合わせてケア方法を見直す必要がある．訪問看護と併せて居宅介護を利用したり，訪問入浴サービス，リフトなどの福祉機器の導入も選択肢として検討される．

この時期は，日中の多くを学校で過ごし，家族以外と関わる時間が長くなる．様々な相手とコミュニケーションを取り，家族以外からケアや支援を受けながら多様な経験を積むことは，将来的な自立に向けて重要な意味を持つ．これまで，人工呼吸器を使用するなど医療依存度の高い子どもは，支援体制が比較的整っている特別支援学校への就学が一般的であった．訪問学級を利用せざるを得ないこともあり，学びの場の選択肢は限られていた．現在も，特別支援学校や訪問学級は大切な選択肢の 1 つであるが，医療的ケア児支援法の

施行により，医療的ケアの有無にかかわらず，それぞれの能力や特性に応じた学びの場を選択できる体制整備が進められている．これに伴って，地域の小・中学校に通う医療的ケア児の数も増加している．学校には看護師が配置され，医療的ケアを担当するが，教育現場においては唯一の医療職となることが多く，専門的な相談相手を確保しにくい状況にある．そのため，負担が大きくなりやすく，また，不安や悩みを相談しにくいという課題も指摘されている．これまで，学校看護師としての働き方や，教職員と連携しながら子どもの学びを支えることについて，体系的な教育を受ける機会は少なかった．そのため，学校看護師が安心して役割を果たせるように医療的な対応について相談できる体制や支援の仕組みを構築することが求められる．リハビリテーションの立場からは，学校という環境の中で，学びに適した姿勢の保持や補装具の活用について助言することも求められる．また，保育所等訪問支援事業は，学校も対象となるため，こうしたアウトリーチ支援を活用することで，教育現場における支援の質を向上させることができる．

移行期・成人期の支援

医療的ケア児が成人期を迎えると，小児科から成人診療科への移行が課題となる．小児科では，かかりつけ医，専門医療，バックベッドと複数の役割を一手に担っているため，役割を整理しながら段階的に転科を進めていくことが望ましい．在宅医は，かかりつけ医としての役割を担い，地域で暮らし，老い，最期を迎えるまで寄り添う存在として，大きな役割を果たすことが期待される．性急な転科は，本人や家族，移行先である成人診療科にとって大きな負担となる．小児科との併診期間を設けるなど，移行プロセスには十分な時間をかけることが必要である．場合によっては，小児科が診療を継続することも選択肢として残すべきである．転科はあくまで，成人期移行のための手段の1つであり，目的ではない．小児科と成人診療科が連携し，成長していく医療的ケア児を支える体制を構築するためには，両者をつなぐネットワークや，継続的に相談し合える関係性が求められる[6]．

高校卒業後，どのような進路を選び，社会とどのように関わっていくのかは，医療的ケアの有無にかかわらず，子どもたちやその家族にとって大きな関心事である．一般的に，子どもは親や身近な大人の姿を参考に将来像を描くことが多いが，医療的ケアを必要とする子どもたちにとっては，周囲から具体的な自立のイメージを持つことが難しい場合も少なくない．主なケア提供者が家族であり続けると，成人後もケアの負担が家族に集中し，自立の機会を得にくくなることがある．重度訪問介護などの障害福祉サービスを積極的に活用することも重要である．家族との同居や施設入所だけでなく，グループホーム，自立生活（独り暮らし）など，多様な選択肢の中から，自分に合った生活スタイルを模索することが求められる．必要な支援を受けながら，多くの人と関わり合い，自分らしく暮らしていく．それぞれに合った自立の形を考え，選び取っていける社会を目指したい．

現状の課題と展望

医療的ケア児やその家族を取り巻く環境は，法整備や支援体制の充実により，着実に改善が進んでいる．しかし，医療やケアの担い手不足，地域間格差といった課題は依然として大きい．保育所などや学校では，医療的ケア児を含むすべての子どもがインクルーシブな環境で学び育つことを目指し，実践が重ねられている．ただ，看護師等の配置は簡単ではなく，人材が確保できたとしても，慣れない環境でのケア提供，多職種連携や体制づくりなど困難は多い．医療側が地域にアウトリーチするなど，支え合う，相談し合える地域連携を実践することが求められる．さらに，大学などの高等教育機関への進学や就労の場面では，重度訪問介護の利用も制限され，ケア提供者の確保が難しいことが，大きな障壁になっている．

医療的ケア児支援法における具体的な取り組みの1つとして，医療的ケア児支援センターの設置がある．医療的ケア児支援の総合的な相談窓口で，2023年度には全都道府県での開設が完了した．都道府県間での地域差はまだ大きいと言われるものの，医療，保健，福祉，教育，労働など複数の分野にわたる連携の調整，研修会の開催などの役割を請け負っている．各地域で医療的ケア児等コーディネーターの養成も進められており，支援センターと連携しながらの活躍が期待される．

医療的ケア児については，少しずつ社会に認知されつつあるが，まだまだ遠い存在であることが多い．地域連携や支援体制の整備が進み，医療的ケア児の社会参加が当たり前となることで，多様な存在がともに暮らす社会の実現を期待したい．

文　献

1) 阿部裕二：成人医診療医にもしってもらいたい小児神経疾患診療のポイント　脳性麻痺．医のあゆみ，288：732-737，2024.
2) 北住映二ほか：「医療的ケア」についての理解．日本小児神経学会社会活動委員会ほか編，医療的ケア研修テキスト〈改訂増補版〉，10-28，クリエイ

ツかもがわ，2023.
Summary　医療的ケアの歴史や考え方についてまとめられている．関連する法律の解釈や理解についても大きく役立つ．
3) 川村健太郎：TPPV管理が必要な医療的ケア児者の支援体制．難病と在宅ケア，29：60-64，2023.
4) 日本小児医療保健協議会合同委員会重症心身障害児(者)・在宅医療委員会：医療的ケア児の在宅移行のための指針．日本小児科学会，2024.
〔https://www.jpeds.or.jp/modules/guidelines/index.php?content_id=155〕(2025年1月29日最終閲覧)
Summary　医療的ケア児が病院を退院し，在宅移行していく段階における，医療者の心構え，在り方が示されている．
5) 一般社団法人スペサポほか：医療的ケアが必要なお子さんと家族のための支援ガイドブック-札幌市版-，2021.
〔https://yell-hokkaido.net/book/2022-02_guidebook/HTML5/pc.html#/page/1〕(2025年1月29日最終閲覧)
6) PwCコンサルティング合同会社：令和5年度難病等制度推進事業　移行期医療支援体制実態調査事業報告書，2024.
〔https://www.mhlw.go.jp/content/001240627.pdf〕(2025年1月29日最終閲覧)

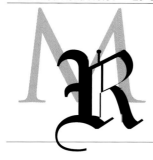

特集／知っておきたい！脳性麻痺のリハビリテーション診療

脳性麻痺の歯科診療

田村文誉[*1]　山田裕之[*2]

Abstract 摂食嚥下障害を有する率は高く，その程度は軽度から重度まで様々である．発達療法である「食べる機能を育む」という発達療法（ハビリテーション）の考え方による摂食指導を行う．加齢により摂食嚥下機能は低下することが多く，本人が納得できるかたちで段階的に栄養摂取方法の形態を変化させていく必要がある．
　歯科診療時は，口腔内の特徴を理解すること，および診療時の対応方法を理解することが重要である．個々に違う特徴に対してどのように配慮するのか，う蝕予防と歯周病の進行予防をどのように進めていくのか，歯科医院での対応について解説する．

Key words 摂食嚥下障害（dysphagia），摂食指導（feeding and swallowing therapy），触覚過敏（tactile hyperesthesia），原始反射（primitive reflex），反射抑制体位（reflex inhibiting posture）

摂食指導（摂食嚥下リハビリテーション／摂食機能療法）

1．摂食嚥下障害の特徴

　脳性麻痺児では，胎児期から乳幼児期に被る脳の障害により，摂食嚥下機能獲得の遅れや障害が生じる．脳性麻痺の重症度やどのような併存疾患があるかにもよるが，重度の摂食嚥下障害を有する場合が少なくない．特に筋緊張による影響は大きい．不随意運動や過緊張，または低緊張などを生じ，それが発達の遅れや異常運動の獲得を引き起こす要因となる．また，中枢神経系の異常，新生児期の接触刺激の乏しさ，過剰で不適切な接触刺激を受けたことなどの原因により，感覚異常（触覚過敏や鈍麻）を有している場合も少なくない．てんかん発作による心身への負担や，抗てんかん薬の副作用も，摂食嚥下障害の症状を助長する．このように，様々な要因が脳性麻痺児の摂食嚥下機能の発達を抑制し，摂食嚥下障害を悪化させる．しかし，どのような要因があっても，基本的に摂食嚥下機能は定型発達の道筋をたどっていくが，成長発達のスピードが遅かったり，道筋から逸れて異常運動を獲得してしまったりすることがある．重要な考え方は，「本人の成長速度に合わせる」，「異常運動を獲得していたら，できるだけ定型発達の道筋に戻していく」ということである．成人期以降に起こる摂食嚥下障害への対応は，機能の再獲得を目指す「リハビリテーション＝回復させる」であるが，発達期障害の場合は未獲得の機能を育むという，「ハビリテーション（発達療法）＝食べる機能を育てる」である．

2．摂食指導（摂食嚥下リハビリテーション／摂食機能療法）の実際

　実際の摂食指導を開始する際には，ほかの診療と同様に，本人の既往歴，現病歴，現症（認知機能発達段階，粗大運動能，体格などを含む）のほか，

[*1] Fumiyo TAMURA，〒 102-8158　東京都千代田区富士見 2-3-16　日本歯科大学附属病院口腔リハビリテーション科，科長／教授
[*2] Hiroyuki YAMADA，同大学口腔リハビリテーション多摩クリニック，医長／講師

生育歴，家族構成，生活環境，社会資源などの情報を収集することは基本である．これらの情報は，成長や生活の変化により変わり得るため，受診日毎に確認する必要があるものも多い．本稿では，それらの情報を収集したうえで，どのような対応を行うかについて概説する．

1）摂食嚥下機能の評価

a）食事時の外部観察評価：摂食嚥下機能の評価において，経口摂取している場合に最も重要なのは食事時の外部観察評価である．実際に食事している場面を観察し，定型発達児が乳幼児期に獲得する摂食嚥下機能獲得段階のどこに位置しているか，問題点は何か？を評価する．具体的には，口唇・頬・下顎・舌など，外部から観察できる部位を中心に，捕食（口唇での摂り込み）・嚥下・食物の処理方法（丸飲みなのか，舌で押しつぶしているのか，咀嚼しているのか）を評価する[1]．自食している場合には，目・手・口の協調運動も評価する．また，一口量やペース，食事姿勢，食器具，介助方法などが適切かも評価する．嚥下を確認する際に，聴診器を用いて頸部聴診法や，パルスオキシメーター[2]によるモニタリングを併用することも有用である．

b）精密検査：

（1）嚥下造影検査（VF 検査）：摂食嚥下機能評価のゴールドスタンダードであり，造影剤を混和した検査食を用い，嚥下する際の口腔・咽頭・食道，各器官の動きや誤嚥の状態を動画で確認することができる．誤嚥を検出するだけではなく，適切な食形態や一口量，姿勢，訓練法の効果の確認などを目的として行われる．検査時，身体的な不快感などの侵襲性はなく非常に有用であるが，一方，被曝の影響は無視できない．できるだけ照射時間を短くする工夫が必要である[3]．また，嚥下造影装置のある施設でないと実施できない．

（2）嚥下内視鏡検査（VE 検査）：ポータブルであり，ベッドサイドや訪問診療の場など，どこでも実施できることが大きな利点である．また，実際の食べ物を用いて検査することができる．一方，鼻腔からプローブ（カメラ）を挿入して咽頭・後頭部を見下ろすかたちのため，口腔内での食物処理の動きは観察できない．また，咽頭収縮が十分な場合には，カメラがホワイトアウトを起こすので，嚥下の瞬間が観察できず，誤嚥の有無が確認しづらい．さらに小児では，鼻腔にカメラを挿入される不快感に我慢できないことやカメラを挿入されたまま摂食するという不自然な状況で本来の機能を評価できない可能性は少なくない．実際，検査中に泣き叫んで拒否したために分泌物を大量吸引（誤嚥）し，肺炎を発症した例もある．したがって，本人が協力的であるとか，体動が少ない場合に行い，目的は安静時の咽頭・喉頭部の解剖学的評価や分泌物の評価など，条件を絞って実施するべきである．

2）指導内容

本人・保護者らの主訴，医療情報，生活状況などの情報や摂食嚥下機能評価の結果を総合して，具体的な摂食指導を行う．摂食指導は，大きく3つの柱に分けられる[4]（**図1**）．

食環境指導では，食べる意欲を引き出す雰囲気づくりや，食事姿勢，食具の調整を行う．食内容指導では，現時点での摂食嚥下機能に適した食事形態の提案やその調理方法を教えたり，栄養素や栄養摂取量に関する指導を行う．摂食機能訓練は，食べ物を用いない間接訓練と，食べ物を用いる直接訓練に分けられる．間接訓練では，たとえば触覚過敏がある場合，食べ物の触感や食具の触感が苦手であるとか，口腔ケアの拒否が出たりすることが多いので，触覚過敏の脱感作療法[5]を行う．触覚過敏のある部位に対して，撫でたり，ポンポンと断続的に触れるのではなく，包み込むようにしっかりと触れ，本人が落ち着くまでその手をずらさないで触れ続ける．また，触覚過敏がない部位には，感覚や筋肉を賦活化する目的で，口腔の筋刺激法（バンゲード法など）[5]を行う．非経口摂取にも，感覚や筋肉の賦活化，現状の機能の維持のため，間接訓練は実施されるべきである．直接訓練では，味覚を育てる目的で，非経口摂取

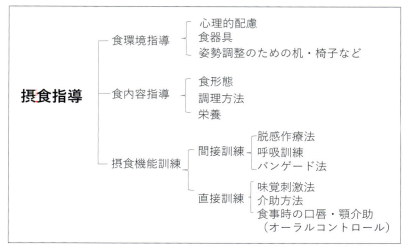

図 1. 摂食指導の3本柱

（文献4参照，改変）

であっても誤嚥防止に留意しながら味覚刺激法を行うことがある．また，実際に経口摂取している場合，摂食時の口唇や下顎の動きの介助を行うことや咀嚼の動きを引き出す練習を行う．

なお，詳細については，日本障害者歯科学会より「発達期障害児者の摂食機能療法の手引き」が発行されているため，そちらを参照されたい（https://www.jsdh.jp/resources/guideline/eatingfunction.html）．

3．加齢の影響

脳性麻痺は非進行性疾患であるが，加齢の影響により機能の減退は避けられない．中等度の脳性麻痺者において，小児期には摂食嚥下機能の獲得が進み，食形態のステップアップは可能であるものの，口腔諸器官の分離動作が困難な場合，咀嚼が必要な食形態への変更は慎重にすべきであること，そして40～50歳台の頃に機能低下する人が多いことが示されている[6]．

発達期障害の人の摂食嚥下障害というのは，その人が生まれてからずっと付き合ってきているものであるため，ある日突然，摂食嚥下障害を被る中途障害と異なり，本人も周りも摂食嚥下機能障害の症状の悪化を問題と思っていないことがある．そして，加齢とともに進む機能低下の変化を受け入れることが難しい場合もある．しかし，成人の脳性麻痺者にswallowing-quality of life；SWAL-QOL質問票を用いた研究によれば，む

せ・詰まらせること，などの問題が高率に見られ，これらが嚥下関連のQOLに影響していたことが報告されている[7]．食事が人生の質を落とす原因となっては本末転倒である．摂食嚥下障害の重症度によっては，経口摂取できていても将来的に非経口摂取を余儀なくされる場合もある．その過程の中で可能な限り本人の気持ちに寄り添い，受容と拒否を繰り返しながら段階的に栄養摂取の形態を変化させていくしかないであろう．加齢による機能低下に合わせて，摂食の支援の仕方も変えていくことが求められる．

歯科診療

1．口腔内の特徴

脳性麻痺の口腔内の特徴や歯の萌出（歯が生えてくること），歯列の変化について説明する．

脳性麻痺以外に，染色体異常や遺伝子異常がなければ，出生直後の口腔内に特徴はない．歯が生える時期は，早期産児ではない限り，定型発達児の萌出時期と変わらない．早期産児の乳歯の萌出時期は，修正月齢で計算すれば，定型発達児の月齢と変わらない．哺乳に関する原始反射が消失する前に，早期に下顎乳歯が萌出する場合は，先天歯の可能性がある．先天歯は，脳性麻痺と関係はない．先天歯は出生時に，すでに萌出していることもある．一方，萌出が遅くなる場合は，別の疾患の可能性が考えられる．

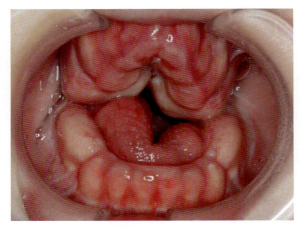

図 2. 歯肉増殖と狭窄歯列弓

　口腔内の歯肉に，非炎症性の歯肉増殖が認められることがある．てんかんを発症した場合は，抗てんかん薬であるフェニトインの服用によって薬物性歯肉増殖になることもある．歯肉増殖について，もう少し詳しく説明する．薬物性の歯肉増殖は，歯肉の塊が複数盛り上がり，ブロッコリーやカリフラワーのように隙間のある歯肉増殖になる．非炎症性の歯肉増殖は隙間なく全体的に歯肉が盛り上がり，しっかりとした線維状の歯肉になる[8]（図2）．

　歯肉増殖があると，歯の萌出時期になっても増殖した歯肉に埋まってしまい萌出の遅延や萌出できていないこともある．理由は，実際の歯肉の位置よりも歯肉が線維化して膨らむため，正常な歯肉では萌出しているのに，歯肉増殖によって埋没して出てこられないからである．乳歯から永久歯への歯の交換時期になっても乳歯が萌出していない，乳歯が揺れてこないなどの症状も認められる．一方，永久歯の萌出時期に，乳歯が萌出する場合もある．歯肉中で萌出する永久歯に押されて，乳歯が萌出する（少しだけ歯冠部が見える程度も含める）こともある．6歳以降に乳歯が萌出するため，永久歯が萌えてきたのかと勘違いしてしまうこともある．

　歯は，顎骨（歯槽骨）に歯根膜を介して結合している．象牙質でできた歯根の周りにはセメント質があり，それにより歯と歯肉は結合する．一方，歯冠はエナメル質に覆われている．エナメル質と歯肉は結合しないため，歯冠が一部露出している場合は，埋まっている歯冠と歯肉の間には大きな隙間（ポケット）ができる．一部露出した歯の歯冠部が清掃不良になると，歯肉炎を発症し，埋まっている歯冠の周りの隙間に細菌が侵入する．そして，歯冠と歯肉の間で感染症を発症し疼痛とともに排膿することがある．特に，薬物性の歯肉増殖がある場合は，菌が侵入する隙間が多いため，炎症を引き起こす可能性が高くなる．

　閉口障害があり，常に口腔内が乾燥し，粘膜の剥離上皮による膜ができていると，さらに炎症が起きやすくなる．また，閉口できず舌の動きもあまりよくない場合は，唾液の自浄作用（唾液による歯や粘膜の保護や，物理的な洗浄作用）が低くなり，より炎症が起きやすくなる．

　歯列は，下顎や舌や口唇の動きによって，位置が変化する．歯列や下顎の成長は，閉口できて口唇も閉じることができ，嚥下時の舌位も成人嚥下（嚥下時に口唇を閉じて舌は口蓋に触れる嚥下）と同様であれば，個性の範囲内で定型発達するが，筋緊張の低下などの影響で閉口できない場合や嚥下時の舌位に問題がある場合は，下顎や歯列の成長に問題がでてくる（図2）．口唇閉鎖ができないと，特に上唇部に走行する口輪筋が固く薄くなり動きがより悪くなり，上顎前歯部が唇側に傾斜してくる．安静時や嚥下時に，舌が前方に出る場合は，上顎下顎前歯部が唇側に傾斜する．また，舌が安静時に咬合平面（歯冠の頂点を結ぶ仮想の平面）よりも上にある（下顎歯列の咬合平面内に収まっていない）場合は，臼歯部が舌側に傾斜しやすい．嚥下反射がでない，または少ない場合や嚥下時に舌が口蓋に接しない場合は，上顎歯列が口蓋側に狭くなり，狭窄歯列弓になる（図2）．特に，乳歯から永久歯への交換時期以降の歯の萌出位置も変わってくる．口蓋の形態も，狭口蓋や高口蓋になりやすい．下顎は，閉口できないと前下方に成長し，前歯部が開咬（手で閉口させても前歯部は歯が接触しない）になる．骨性の開咬になるため，より口唇閉鎖が困難になることがある．

歯の形成期に，ストレスがかかると部分的にエナメル質の形成に異常が生じ，エナメル質減形成が認められることがある．エナメル質減形成は，表面が粗造になりう蝕のリスクが高くなる，または知覚過敏を起こしやすくなる．

筋緊張が強い場合は，歯の咬耗も認められる．咬耗が著しい場合は，マウスピースを製作して使用することがある．しかし，印象採得（型取り）が必要なため，2～3分程度開口したままになることから，その旨を本人や保護者に事前に説明することが重要である．基本的に，永久歯列の完成後にマウスピースを作成することが多い．

高口蓋や狭口蓋のため，食べ物が口蓋に張り付き，嚥下のタイミングとずれて脱落し，ムセやすくなる場合や口蓋に舌が接触できないため構音障害が出る場合は，口腔内装置として舌接触補助床（PAP：palatal augmentation prosthesis）を製作することもある（図3）．口腔内装置の製作には，印象採得が必要になることと，PAPの場合は，PAPが落ちてこないように維持装置が設計できるアンダーカットがある歯が萌出していることが前提条件になる．

2．歯科診療時の対応

歯科診療を行うにあたり，一番重要なのは姿勢調整である．非対称性緊張性頸反射や緊張性迷路反射に気を付けて対応する．診療時は基本的に，デンタルチェアに移乗する．反射抑制体位をとれるように，クッションやタオルで調整する．また，症状により，デンタルチェアの背もたれの角度も調整する．姿勢調整ができている，座位保持椅子やティルトタイプの車椅子で来院した場合は，デンタルチェアに移乗せずに椅子の上で診療を行う場合もある．処置時に，頭部が動かないように頭部保持ができない場合は，デンタルチェアに移乗して姿勢調整を行う．

顎顔面に触覚過敏があると，触れられた時，全身に力が入ったり，泣き出したり，触れられた皮膚の表面が引きつるなどの症状を示す．触覚過敏がある場合は，脱感作療法を行う[5]．脱感作は，

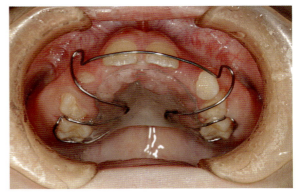

図 3．舌接触補助床（PAP）

圧接刺激を行い，本人が落ち着いたらゆっくり離す方法である．こすったり，叩いたりする刺激ではない．口腔内にも触覚過敏があれば，口腔前庭であれば脱感作を行う．固有口腔内（歯の内側）の舌や口蓋に触覚過敏がある場合は，脱感作を間接的にできない（指を噛まれる，または，舌背面や硬口蓋を圧接すると嘔気が出て嘔吐する）ため，嚥下時に自分の舌で触れる機会を増やすように訓練を行う．詳しくは摂食指導を参考とする．

経口摂取経験がない場合や，経口摂取が進まず経管栄養が主であれば，舌や口蓋などの口腔内や顔面に触れる感覚刺激の経験が乏しくなる．また，乳幼児期に指しゃぶりやおもちゃ噛みなどの自分で口周りに触れる経験ができないと，中枢神経系への様々な感覚入力不足で感覚の情報整理ができずに触れられることが不快になることも，触覚過敏の原因であると考えられている．

触覚過敏ではなく心理的拒否であれば，触れることになれるように指導する．特に，歯磨き以外の時間でも口輪筋，頬筋や表情筋などを口腔内から少しずつ本人の反応を確認しながら伸張するように指導する．

歯科診療時に気を付けることは，唾液の咽頭流入である．開口筋と閉口筋の協調運動が難しく開口すると過開口になり，唾液を咽頭流入してむせることがある．家で歯を磨く時はむせなくても，外来だと雰囲気が違うことや歯を磨くヒトが違うことから，姿勢調整しても緊張が入りむせてしまう．筋緊張の強さにもよるが，頸部や下顎のコントロールを術者が行うことが重要になる．また，

口腔内に唾液を溜めることが難しい場合は，なるべく側臥位にさせることや座位でやや頸部を前屈させることで唾液の咽頭流入を防止する対応も必要である．

歯科は，音の出る機器が多いため，驚愕反射にも気を付ける必要がある．本人に話しかけながら，急な音が出ないように注意して対応する．特に，バキューム（サクション）は，急に音が出るため，音自体にいやがりや触覚過敏がなければ，使用毎にスイッチをオフにせずにオンのままで音を出し続ける対応を取る時もある．

口腔衛生管理は，プロフェッショナルケアを歯周病の治療として行うことが多い．機械と使用した歯磨きである．重要なのは，上記したように姿勢調整と唾液の咽頭流入への対応である．歯面研磨に使用するペーストは，誤嚥の危険性があればジェルタイプのフッ素含有ペーストを使用する．着色が著しい場合は，着色部位だけ発泡剤が少ない研磨剤入りペーストを使用することもある．

う蝕処置も，開咬保持できるかが重要であり，開口器で開口保持させると呼吸の協調運動に問題が出る場合や，開咬保持により唾液が咽頭流入して血中酸素飽和度が下がる場合もある．状況によっては，鎮静下（全身麻酔管理を含む）での処置も検討する[9]．

乳歯の自然脱落により，乳歯の誤嚥誤飲の危険性があれば，乳歯の歯根がすべて吸収した時点で抜歯を行う．特に，経口摂取していない場合は，歯根吸収が著しくても歯の動揺が認められない場合もあるため，急な自然脱落時の危険性を考慮して，早期に抜歯する場合もある．一方，経口摂取の有無に関係なく，舌の緊張で物理的刺激が乳歯に加わっている場合は，早期に動揺する場合もあるため注意が必要である．

文　献

1) 金子芳洋編，向井美惠，尾本和彦：食べる機能の障害　その考え方とリハビリテーション，21-35，医歯薬出版，1987．
   Summary　日本で初めて発行された，摂食機能の発達と障害児の摂食指導のバイブル．乳幼児の摂食機能発達の過程が記載されている．

2) 公益社団法人日本リハビリテーション学会診療ガイドライン委員会・脳性麻痺リハビリテーションガイドライン策定委員会編，1嚥下障害に対する評価法と治療法は？　7-1脳性麻痺の合併症と治療．脳性麻痺リハビリテーションガイドライン第2版，199，金原出版，2014．

3) 金子芳洋監，尾本和彦編：障害児者の摂食・嚥下呼吸リハビリテーション　その基礎と実践，医歯薬出版，155，2005．

4) 金子芳洋編，向井美惠：食べる機能の障害　その考え方とリハビリテーション，医歯薬出版，附図，1987．
   Summary　日本で初めて発行された，摂食機能の発達と障害児の摂食指導のバイブル．摂食指導について，食環境指導・食内容指導・摂食機能訓練の分類が示されている．

5) 日本摂食嚥下リハビリテーション学会医療検討委員会：訓練法のまとめ(2014版)．日摂食嚥下リハ会誌，**18**：55-89，2014．
   Summary　触覚過敏への脱感作法が記載されている．

6) 渥美　聡，田村文誉：2章　小児期の疾患と摂食嚥下障害の評価・対処法．才藤栄一ほか監，摂食嚥下リハビリテーション　第3版，医歯薬出版，334-335，2016．

7) Yi YG, et al：Dysphagia related quality of life in adults with cerebral palsy on full oral diet without enteral nutrition. *Dysphagia*, **34**：201-209, 2019.

8) 脇本仁奈ほか：重症心身障害児・者にみられた特発性水平性歯肉肥大．障害者歯科，**42**(1)：84-90，2021．
   Summary　薬剤性ではない歯肉増殖についての症例報告．

9) 公益社団法人　日本障害者歯科学会，障害者歯科診療における行動調整ガイドライン，10，2024．
   〔https://www.jsdh.jp/resources/guideline/behavior.html〕
   Summary　歯科診療時の脳性麻痺への対応が記載されている．

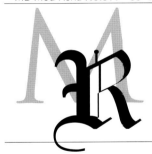

特集／知っておきたい！脳性麻痺のリハビリテーション診療

脳性麻痺の理学療法

小塚直樹[*1] 佐藤優衣[*2] 笹川古都音[*3] 鎌塚香央里[*4]

Abstract 脳性麻痺(cerebral palsy；CP)は発症時から成人に至るまでの経過の中で，多様な症状を示す．この多様性に対応する理学療法は，緻密な観察評価と適切な治療技術によって実施されるべきである．グローバルスタンダードとなっている評価を基盤に，症例に特化した評価を組み合わせ，予後予測に基づき，治療手技を決定する．CP児の治療においては楽しさや喜び，希望などの要素を考慮すべきである．

近年では青年期，成人期，老年期のCP者に対する健康管理が重要な課題であることが示されている．本稿では，CP児・者のリハビリテーションの歴史に触れながら，最近話題となっているリハビリテーショントピックを解説するとともに，成人期以降に必要となる理学療法の考え方についても解説する．

Key words 脳性麻痺(cerebral palsy)，理学療法(physical therapy)，健康管理(health care)

はじめに

脳性麻痺(cerebral palsy；CP)は，ヒトの発生初期から発達過程の間に生じる脳の損傷や異常により，神経系，筋骨格系に障害をきたし，成長発達とともに多様な症状を示すため，生涯を通して様々な医療の対応が求められる疾患である．そのリハビリテーションにおいては，新生児期，乳幼児期，学童期における運動能力の向上と運動技術の獲得に加え，適切な教育を担保しなくてはならない．脳損傷による異常筋緊張や原始反射の残存を一次的な問題としながら，異常姿勢や関節拘縮，変形などの二次的な問題へと発展するため，その解決には理学療法が重要な役割を担っている．近年では青年期，成人期，老年期における健康管理が重要な課題であることが示されている[1)2)]．

本稿では，CP児・者のリハビリテーションの歴史に触れながら，最近話題となっているリハビリテーショントピックを解説するとともに，成人期以降に必要となる理学療法の考え方についても解説する．

CP児のリハビリテーションの動向

1．歴史的背景

CP児のリハビリテーションの歴史の中には，この疾患が示す特有の異常性，つまり前述した筋緊張異常や原始反射を抑制することを目標とし，この異常性に引き続く異常な姿勢と運動を学習させないための治療手技が推奨された時代がある．

[*1] Naoki KOZUKA, 〒066-0055 北海道千歳市里美2-10 北海道千歳リハビリテーション大学健康科学部リハビリテーション学科，教授
[*2] Yui SATO, 札幌医科大学附属病院リハビリテーション部，理学療法士
[*3] Kotone SASAGAWA, 同，理学療法士
[*4] Kaori KAMATSUKA, 同，理学療法士

表 1. GMFCS と同様の概念で開発された補完的な脳性麻痺の評価

レベル／評価	I	II	III	IV	V
MACS	容易に上手く成功する	上手さと速さで少し劣る	困難で準備課題の修正が必要	限定的に取り扱える	簡単な動作も困難
CFCS	慣れた相手慣れない相手ともに有効な送り手／受け手	ゆっくりではあるが有効な送り手／受け手	慣れた相手とは有効な送り手／受け手	慣れた相手でも一貫性なし	慣れた相手でも滅多に有効でない
EDACS	安全に効率的に食べる／飲む	安全に食べる／飲む効率には制限	安全に制限食べる／飲む効率にも制限	安全と食べる／飲む明白な制限	安全性（一）経管栄養の利用／検討

MACS : manual ability classification system
⇒手指操作能力分類システム
CFCS : communication function classification system
⇒コミュニケーション能力分類システム
EDACS : eating and drinking ability classification system
⇒摂食嚥下機能分類システム

Bobath の治療概念に基づく神経発達学的治療法，Vojta 法などが治療の主流をなした時代である．国際生活機能分類（International Classification of Functioning, Disability and Health；ICF）や生活の質（quality of life；QOL）などの概念が定着する以前の時代である．臨床では治療技術の習得に重きが置かれ，科学的な治療効果の判定が行われていなかった．元来，CP を含む小児理学療法のアウトカムは，「捉えにくい変化」という特性を有している．一般的に抵抗量，荷重量，速度，薬物量などは，定量化が容易であり，その増減による身体変化は捉えやすい．反面，CP に多く用いられる徒手的な刺激は，定量化が困難である．そのものを定量化せずに，刺激とその前後の随意運動や運動学習を比較するための神経筋活動の探索が意味を成す．行われた医療介入による治療効果なのか，成長発達による自然の変化なのかを明確にするためのエビデンスの構築，蓄積に注力するべきである．

2．評　価

CP 児に特化した評価は 2000 年に入り，いくつかのエポックメイキングがあった．特有の症状や運動特性の変化を検知することが可能な評価方法が，研究に裏付けされ，標準化されるとともに，「治療前後に何がどのように変化したのか」の検証も進み，客観的な有効性が示されるようになった．この結果，現在，CP リハビリテーションの

グローバルスタンダードは，早期からの介入，適切な内科治療（全身管理と薬物療法）と整形外科治療（装具療法と観血療法）に運動療法を組み合わせること[2]~[4]，そして的確な予後予測に基づく家庭で実施されるべき継続的な運動練習と健康管理を中心とする家族支援である[2]．

理学療法評価に特化して考えるならば，現状では，関節可動域，筋力，形態などの従来的な項目の定点評価は勿論のこと，特有の評価としては粗大運動能力尺度（gross motor function measure；GMFM），粗大運動機能分類システム（gross motor function classification system；GMFCS），子どもの能力低下評価（pediatric evaluation of disability inventory；PEDI）を基盤評価として，症例ごとに必要な，精緻化，細分化された評価（**表 1**）をパッケージとしてルーチンワークとするべきである．中[5]はこれらの作業を進める経過において，問題解決を指向する評価は，時間経過によって変化する CP の多様な臨床像を把握するが，経過の把握に留まらず介入方法の変更や発展に有益なものとするためには，頻回の評価に基づく慎重な臨床意思決定が必要であると述べている．

3．最新の治療

本稿では，CP の治療で近年注目を集めている virtual reality（VR）と robotic rehabilitation（RR）の介入効果について解説する．これらは CP 児の運動への動機付けや神経の可塑性を促通する目的

で用いられ，介入効果の科学的検証が進んでいる．

1）VR

コンピューター画面上で仮想空間を体験する非没入型VRが，痙縮のあるCP児のリハビリテーションに有効であるかを調査したメタアナリシス[6]の結果，非没入型VRを利用したトレーニングは，従来の方法と比較して下肢機能，バランス能力，社会参加の改善が確認されている．一方，VRゴーグルなどを用いて，非現実世界に物理的に入る体験ができる没入型VRによる介入が，CP児の認知および運動機能に与える影響を調査したシステマティックレビュー[7]では，没入型VRは粗大運動，歩行，巧緻動作，視空間認知の改善に有効であることが示されている．これらの結果はVRを用いたリハビリテーションがCP児の機能向上に寄与する可能性を示唆している．

2）RR

ロボット支援歩行訓練（robot-assisted gait training；RAGT）が，CP児の下肢機能の改善に有効かを検討したメタアナリシス[8]の結果，RAGTは従来のリハビリテーションと比較して，GMFMのD領域（立位）およびE領域（歩行とジャンプ）のスコア，バランス能力（Berg balance scaleスコア），持久力（6分間歩行試験）で有意な改善を示した．さらに，RRがCP児の運動機能と歩行にもたらす影響を調査したメタアナリシス[9]においても，同様にRRはGMFMの改善に有効であることが確認されている．

3）VRとRRの課題

VRとRRには一定の効果が期待されるが，いくつかの課題もある．まず，年齢や重症度の違いが介入効果に影響を与える可能性があること，知的能力や視覚能力，下肢機能などの要因から効果的に利用できる対象者が限られていること，さらには，初期費用が高いことが挙げられる．ただし，どちらも繰り返しの利用によって運動学習や認知機能に関連する脳の領域を活性化させることが確認されており，神経の可塑性を利用した新たなリハビリテーションの可能性が示唆されている．今

後の研究では，介入の最適化や対象児の特性に基づいたアプローチや適切な介入時間などのエビデンスが求められ，VRやRRの利用がリハビリテーションの新たな可能性を開くことが期待されている．

4）RRの使用経験から

我々は，RRのカテゴリーに入るHAL®自立支援用下肢タイプ（CYBERDYNE社製）を使用する経験を得た．その経過を含め，所感について以下に述べる．

a）HALとは：身体機能を改善，補助，拡張，再生することができる世界初の装着型サイボーグである．機器に内蔵された角度センサ，足底荷重センサ，体幹絶対角度センサから得られた情報と，装着者の皮膚表面に貼り付けた電極を通して得られる生体電位信号を用いて支援動作を決定する．状態に応じて各関節に配置されたパワーユニットを駆動させ，装着者の下肢関節動作をアシストする．今回使用したのは，小児用の2Sサイズ（適応は体重15～50 kg，身長100～150 cm）である．GMFCS I ～IVのCPに対してHALを使用した介入研究はいくつかあるが，いずれも歩容の改善に有益な結果をもたらすと報告されている[10]~[12]．

b）症例情報：

（1）症例：15歳，男子．診断名はCP，アテトーゼ＋痙直型四肢麻痺であり，GMFCS V，側弯症矯正固定術後（HAL使用開始は術後1か月半経過時）

（2）生活背景：機能的自立度評価法（functional independence measure；FIM）53点／126点（運動項目21点／42点，認知項目32点／35点）．学区内普通中学校特別支援学級所属．ほとんどの授業を通級で学んでいる．

（3）経過：修正4か月半，未頸定を主訴として，当院リハビリテーション外来受診．

幼少期より「つかまり立ちの獲得」を目標に理学療法介入を継続．小学校2年時に脊柱側弯が確認され，その後，股関節，膝関節の拘縮が徐々に進

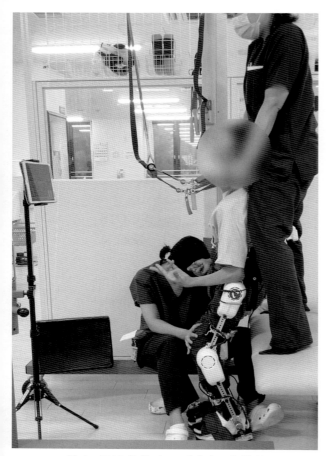

図 1. HAL 装着下での立ち上がり練習

行した．小学校 3 年より，全身の筋緊張コントロールが困難となり，体幹の側屈・回旋に伴う内臓刺激により，嘔気・嘔吐が頻回に出現．内服やボツリヌス療法，理学療法では症状の改善が得られず，バクロフェン持続髄注療法[4]を開始した．

中学入学後，学習時間の増加に伴い側弯の進行を認めた．高校進学後の生活を考慮し，より良い机上操作や電動車椅子操作の獲得を目標としていたが，著しい座位姿勢の崩れにより動作練習に限界があった．中学 3 年時に側弯症矯正固定術を行い，術後，座位姿勢の顕著な改善と筋緊張の軽減が得られた．そこで，再度「つかまり立ちの獲得」を理学療法の目標としたタイミング（手術 1 か月半後）で CYBERDYNE 株式会社より HAL の無償貸与を受け導入に至った．

c）HAL の使用：2 か月間，計 8 回使用した．1 回あたりの介入時間は，準備時間を含め 1 時間～1 時間半程度であった．

Tilt table を使用し，35～45°のギャッチアップ立位下で荷重位での膝屈伸運動を行った後，可動式体重免荷装置と HAL を装着した．重心移動を介助しつつ，端座位からの立ち上がり練習および立位保持練習を行った（図 1）．

d）介入効果：介入初期においては，下肢屈筋群の筋緊張亢進を認め，特に左側下肢は各関節の可動域も小さく，足底を床面に接地しておくことが困難な状態であった．また，下肢筋群の相動性運動が不良であり，動作の切り替えに時間を要していたが，HAL の使用を重ねることで，伸筋の運動コントロールが改善し，スムーズな動作の切り替えが可能となった．膝関節伸展可動域は介入前（右／左）－45°／－35°から，介入後には－20°／－20°と改善した．

また，HAL の使用では，伸筋の運動コントロールの改善を契機に，持続的な筋出力が視覚的情報としてもフィードバックされるため，不十分な運動がイメージされやすく，立位保持の運動自体の上達につながった．治療者も患児の運動状況を視覚的に確認することができた．患児本人からは，HAL の使用により立位のきっかけを得ることが出来，立位保持の練習が進む中で，下肢の運動イメージが持てたとのことであった．立位保持を目的とした HAL に寄せる期待は大きく，運動練習の大切な動機付けになった．ご家族からは，HAL 使用後の下肢の関節可動域の改善，また体幹も含めた筋力向上を評価していただいた．今回の経験から，重度の身体機能障害を呈する患児に対する HAL の適応が確認できた．

RR では，CP 児の欠損した運動を補うことになる．意思に従った滑らかな運動を適切に支援することが十分に可能であるが，適用に関しては正確な身体評価が前提となることから，理学療法の評価を正確に行い，運動療法の限界を明確にしたうえで，決定することが望ましい．今後，多くの有効症例の報告が蓄積されることにより，CP 児の RR の適応が拡大をすることを期待したい．

CP 者のリハビリテーションの動向
─今後重要となる CP 者の健康管理─

先進諸国では小児医療の発展により CP の平均寿命は延長傾向にあり，軽症例で 98.2%，重症例でも 85.0% が成人期を迎えることが明らかにされている[13]．そのため，CP に対する医学管理は生涯的に必要であり，我が国でも小児期から成人期の医学管理および健康管理への移行体制を整える必要がある．

Sarah らは，CP 者は同年齢の健常者と比べた場合，脳卒中の発症リスクは 2 倍，脊髄障害の発症リスクは 8 倍であり，CP の運動障害と区別した継続的な神経学的観察の重要性を指摘している．加えて日常生活における運動の減少を認める者が 33%，慢性の疲労を訴える者が 65% 以上，慢性の疼痛を訴える者が 60% 以上存在することを報告している[1]．これらの徴候は，いずれも運動不足に直結し，不健康な要因になることが予測される．

CP 者の加齢に伴う二次障害の発症は，青年期から顕在化することも多く，早期老化としてしばしば問題視される．本稿では，成人期に頻発する疼痛および疲労，移動性の低下について紹介する．

1．疼痛および疲労

疼痛および疲労の管理は，CP 者の健康管理において重要な課題である．これらの症状は，生活に直接影響を及ぼし，活動性の低下や抑うつ症状を引き起こす要因となる．CP 者の疼痛の発生率は，すべての GMFCS レベルで高く，67〜72% に認められている[14]．また，約 40% では，慢性的な疲労を有していると報告されている[15]．疼痛や疲労は，GMFCS レベル II 〜 IV で多い傾向である．これは，身体機能障害の影響が日常生活に及ぶ一方で，疼痛や疲労は自発的に動くことが可能な者に多く見られる結果である．また，疼痛の部位では，腰部，肩甲骨周囲，頭頚部が多く，下肢では少ない．これらの知見は CP 者の健康管理において，疼痛や疲労に対する適切なアプローチが必要であることを示唆する．

2．歩行能力の低下

歩行能力の低下は，成人期以降に生じる深刻な問題である．Murphy ら[16]は，CP 者（19〜74 歳）を対象とした調査にて，車椅子使用の 40% が以前は歩行が可能であり，多くが小児期に歩行困難となったことを報告している．また Andersson ら[17]は，CP 者の 221 人（20〜58 歳）の 35% が，関節やバランス能力の問題，痙縮の増加，運動機会の不足などを理由に，時間経過に伴う歩行能力の低下を報告している．比較的　若年期から生じる歩行能力の低下は，日常的な活動量の減少を引き起こす要因の 1 つであり，生活習慣病など新たな合併症のリスク因子となる．歩行能力の低下の予防には，小児期から成人期への移行期に理学療法を主とする運動介入や疼痛，疲労の管理を絶やさず，生涯的なケアを実施する必要がある．

3．健康管理

CP 者において健康管理が必要とされる背景には，二次障害だけでなく合併症の問題がある．特に，高血圧[18]，肥満[19]，サルコペニア[20]，骨粗鬆症[21]などの有病率が高いことが懸念されている．これらは加齢に伴う二次障害の進行をきっかけに，活動量の減少および座位行動時間の増加が影響していることが考えられる．「活動量の減少が不健康の一因となる」という理屈は CP にも当てはまり，その健康管理で注目されるべきである．生涯において，絶対的な運動量の減少が予測される CP の健康管理においては，幼少時から運動機能の獲得と併行して，運動習慣を身に着けるための配慮が必要である．この点を含めた理学療法は，シームレスに実施されるべきである．

おわりに

乳児期から開始される理学療法は，科学的に根拠のある手法により評価され，予後予測により提案される生活に馴染む目標に向けて治療が計画されるべきである．運動機能の獲得や改善に理学療法技術が注目されがちであるが，生涯にわたって，活動量を増加させ，健康を維持するための理

学療法技術を確立することが求められている.

本稿において開示すべき COI はない.

文 献

1) Sarah ES, et al：Adults with cerebral palsy require ongoing neurologic care：A Systematic Review. *Ann Neurol*, **89**：860-871, 2021.
Summary CP 者の合併症と健康管理の重要性を解説したシステマティックレビュー.

2) 日本リハビリテーション医学会監, 日本リハビリテーション医学会診療ガイドライン委員会, 日本リハビリテーション医学会脳性麻痺リハビリテーションガイドライン策定委員会編, 脳性麻痺リハビリテーションガイドライン第2版, 84-94, 96-138, 152-193, 236-244, 金原出版, 2014.
Summary 家族支援, 運動障害のリハビリテーション, 痙縮の治療法, 成人期の問題に関するガイドライン.

3) Novak I, et al：A systematic review of interventions for children with cerebral palsy：state of the evidence. *Dev Med Child Neurol*, **55**：885-910, 2013.
Summary CP の「推奨する／しない」治療を整理したシステマティックレビュー.

4) 細田多穂監, 大城昌平ほか編, 脳性麻痺の筋緊張異常に対する治療, 小児理学療法学テキスト改訂第4版, 93-34, 南江堂, 2024.
Summary CPの筋緊張異常に対する治療（薬物療法, 観血療法）を解説.

5) 中 徹：脳性麻痺 理学療法診療ガイドラインを使うために. 理学療法学, **42**：524-529, 2015.
Summary CP に関する理学療法ガイドラインを解説した総説.

6) Wang N, et al：Effects of nonimmersive virtual reality intervention on children with spastic cerebral palsy：a meta-analysis and systematic review. *Am J Phys Med Rehabil*, **102**：1130-1138, 2023.
Summary CP 児の VR 介入（システマティックレビュー）.

7) Maggio MG, et al：The role of immersive virtual reality interventions in pediatric cerebral palsy：a systematic review across motor and cognitive domains. *Brain Sci*, **14**：490, 2024.
Summary CP 児の VR 介入（システマティックレビュー）.

8) Wang Y, et al：Systematic review and network meta-analysis of robot-assisted gait training on lower limb function in patients with cerebral palsy. *Neurol Sci*, **44**：3863-3875, 2023.
Summary CP 児の RR（システマティックレビュー）.

9) Lim JH, et al：Effects of robot rehabilitation on motor function and gait in children with cerebral palsy：a systematic review and meta-analysis. *J Exerc Rehabil*, **20**：92-99, 2024.
Summary CP 児の RR（システマティックレビュー）.

10) Matsuda M, et al：Robot-assisted training using Hybrid Assistive Limb® for cerebral palsy. *Brain & Development*, **40**：642-648, 2018.
Summary HAL を CP 児に使用した研究報告.

11) Matsuda M, et al：Immediate effects of a single session of robot-assisted gait training using Hybrid Assistive Limb（HAL）for cerebral palsy. *J Phys Ther Sci*, **30**：207-212, 2018.
Summary HAL を CP 児に使用した研究報告.

12) Ueno T, et al：Feasibility and safety of Robot Suit HAL treatment for adolescents and adults with cerebral palsy. *J Clin Neuro*, **68**：101-104, 2019.
Summary HAL を CP 者に使用した研究報告.

13) Strauss D, et al：Survival in cerebral palsy in the last 20 years：signs of improvement? *Dev Med Child Neurol*, **49**：86-92, 2007.
Summary CP 者の健康動態と平均寿命に言及した報告.

14) Hirsh AT, et al：Symptom burden in individuals with cerebral palsy. *J Rehabil Res Dev*, **47**：863-876, 2010.
Summary CP 者の疼痛の発生部位と発生率に言及した報告.

15) Jacobson DNO, et al：Health-related quality of life, pain, and fatigue in young adults with cerebral palsy. *Dev Med Child Neurol*, **62**：372-378, 2020.
Summary CP 者の疼痛と疲労の出現程度に関する調査報告.

16) Murphy KP, et al：Medical and functional status of adults with cerebral palsy. *Dev Med Child Neurol*, **37**：1075-1084, 1995.

Summary CP 者の歩行能力が成人期以降に低下することに言及した研究報告.

17) Andersson C, et al：Adults with cerebral palsy：a survey describing problems, needs, and resources, with special emphasis on locomotion. *Dev Med Child Neurol*, **43**：76-82, 2001.
Summary CP 者の運動不足と歩行能力の関連に言及した研究報告.

18) van der Slot WM, et al：Cardiovascular disease risk in adults with spastic bilateral cerebral palsy. *J Rehabil Med*, **45**：866-872, 2013.
Summary CP 者の合併症（高血圧）に言及した研究報告.

19) Fortuna RJ, et al：Health conditions, functional status and health care utilization in adults with cerebral palsy. *Fam Pract*, **12**：661-670, 2018.

Summary CP 者の合併症（栄養状態，肥満）に言及した研究報告.

20) Verschuren O, et al：Determinants of muscle preservation in individuals with cerebral palsy across the lifespan：a narrative review of the literature. *J Cachexia Sarcopenia Muscle*, **9**：453-464, 2018.
Summary CP 者の合併症（筋肉量，サルコペニア）に言及した研究報告.

21) Marciniak C, et al：Osteoporosis in adults with cerebral palsy：feasibility of DXA screening and risk factors for low bone density. *Osteoporos Int*, **27**：1477-1484, 2016.
Summary CP 者の合併症（骨量，骨粗鬆症）に言及した研究報告.

特集／知っておきたい！脳性麻痺のリハビリテーション診療

脳性麻痺児・者の作業療法
―身体軸と知覚-運動障がい―

米持　喬*

Abstract　2004年のBethesdaのワークショップで「脳性麻痺の難しさに，感覚，知覚，認知，コミュニケーション，行動が付け加わる」とされ，脳性麻痺児・者の知覚-運動障がいの重要性について示唆された．しかし，どうしても運動麻痺が注目され，支援者には見えにくい感覚-知覚の障がいについては理解されにくい．今回，脳性麻痺児・者の座圧を測定・ビデオ撮影し，両麻痺，アテトーゼ，片麻痺を分析した．彼ら，彼女らが何気なくとっている姿勢にどのような意味があるのか．知覚と身体軸の視点から脳性麻痺児・者の知覚-運動障がいについて考察する．

Key words　感覚-知覚（sensation-perception），身体軸（axis of the body），ラテラリティー（laterality）

はじめに

2004年のBethesdaのワークショップで「脳性麻痺の難しさに，感覚，知覚，認知，コミュニケーション，行動が付け加わる」とされ，脳性麻痺児・者の知覚-運動障がいの重要性について示唆された．しかし，どうしても運動麻痺が注目され，支援者には見えにくい感覚-知覚の障がいについては理解されにくい．今回，知覚と身体軸の視点で，脳性麻痺児・者の知覚-運動障がいについて考えてみたい．

見てるのに見えてない？

お話はできるし，スマートフォンの操作はできるのに平仮名が書けない，紐が結べない，洋服の袖の位置がわからない，ぼーと座っているなど，運動障がいでは説明のつかない不可解な行動を示す脳性麻痺児が存在する．果たして，彼らはどのようにこの世界を知覚しているのだろうか？
彼らの知覚世界を疑似体験できるこんな実験がある．図1に示した星印を矢印の方向に鉛筆でなぞるのだが，直接紙を見るのではなく，図2のように鏡を通して星印を見てなぞってみる．うまくなぞることができるだろうか？思っている方向とは真逆に進んだり，枠からはみ出してしまうだろう．その結果，鉛筆を進めることができなくなってしまうという経験ができるのではないだろうか？このような状態が感覚情報と運動の不一致，つまり知覚-運動障がいであると考える．

脳性麻痺児の視覚障がいとは？

脳性麻痺児の約6割，脳室周囲白質軟化症児においてはそのほとんどに視覚の問題があると報告されている[1]．視機能の問題としての斜視や追視，後頭葉損傷による皮質盲，感覚情報の不統合による視知覚障がいなど，要因は様々である．特に斜視は，両目で見ることを妨げ，両眼視差を使って対象物の立体を捉えることを困難にする．両麻痺児・者の多くで奥行きがわからず，算数の図形で躓く理由の1つである．

---

* Takashi YONEMOCHI, 〒546-0035　大阪府大阪市東住吉区山坂5-11-21　大阪発達総合療育センターリハビリテーション部作業療法科，科長

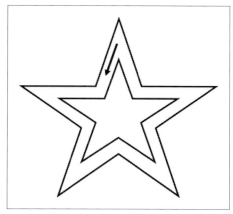

図 1. 矢印の向きに進む.

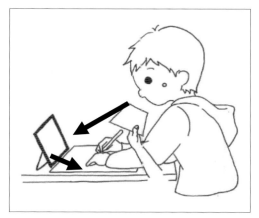

図 2. 手元は見えないようにして鏡越しに星をなぞる.

立体視には生得説と運動経験説の対立が今も続いている．動物実験や赤ちゃん研究を通した報告は散見するが，両麻痺児・者への直接的実験報告は少ない．脳性麻痺児・者の視覚機能と姿勢運動を分析していると姿勢能力と知覚の関連性を非常に強く感じる．つまり，両麻痺児・者の空間理解は決して目からの情報だけでは成立しないと推察できる．一般的に網膜から得た情報は，視床の外側膝状体に入り，さらに視覚野に投射される．その過程で，網膜から外側膝状体に入るのは20％，さらに外側膝状体から視覚野へは15％程度しか入らない．総合すると網膜の情報は，視覚野に3％しか入っていないことになる．そのため脳は2次元で捉えた視覚情報を手での操作体験や移動経験に基づいて3次元に置き換える必要がある[2]．動ける両麻痺児であっても，過剰な努力なしには移動を経験できず，的確に知覚することができない．たとえば，歩行器で歩く場合，動かしにくい足元に注視して周りを見る余裕がなかったり，上肢主体の支持で肩甲帯周辺は固定され，頭は大きく揺れるため，連続的な視覚情報として知覚されない．

視覚情報と運動感覚との統合

私たちはどのような発達経験を通して，物の位置関係を理解したり，自分の身体を空間に定位できるのだろうか．ヒトは生後1年間で寝返り，ずり這い，四つ這い，立ち上がり，歩行を獲得する．この過程で身体の両側を駆使して，前庭感覚，体性感覚を知覚，認識することで運動の基本となる身体図式を形成する．身体を支える支持基底面から床反力を感じて，身体軸を通して身体を空間に定位する．定頸後，眼球は左右・垂直方向，寝返りによる回転方向を制御できるようになり，視覚に誘導されて移動し，実際に動いて感じた3次元での距離感や位置関係を視覚情報と照らし合わせて整理していく．しかし，定頸が遅く頭部挙上が難しい脳性麻痺児は腹臥位や寝返りを嫌がる傾向にあり，視覚の敏感期にこれらの感覚経験は不足する．さらに，座位の安定に伴ってブランコや滑り台などの粗大運動，玩具やゲームなどの巧緻運動は活発になり，視覚と前庭感覚，体性感覚など多重感覚を統合することで，身体軸と身体のラテラリティー（右と左で異なる運動の役割が明確化し，分離-協応動作が機能するようになること）を構築し，利き手を確立していく．

このように，身体の左右に対する正中軸が確立することで，右と左の空間が定位され，ブロック模倣や平仮名模倣などの学習準備が整う．幼少期にタブレットよりも公園遊び，両手遊び，目と手の協調が推奨される所以である．早期から字の読み書きをあえてしなくても5～6歳でこれらの基礎能力は発達的に整うものである．

しかし，脳性麻痺があると様々な要因により，これらの感覚情報を知覚・認識できなくなる．1つ目は感覚野の損傷．感覚野自体が損傷すること

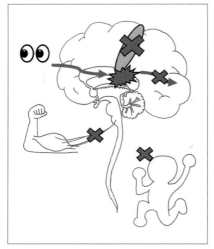

図 3. 感覚─知覚の経路

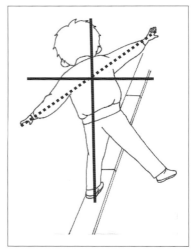

図 4. 中心軸に対する斜めの経験

で感覚は知覚されない．2つ目は脳室周囲白質軟化症などにより感覚の経路が損傷された場合でも感覚野に情報が届かず知覚されない．3つ目は筋肉が硬い，あるいは柔らかい，皮膚に柔軟性がないなどにより感覚受容器が感覚を正しく受容できない．4つ目は走る・飛ぶなど，動くことで産出される感覚情報を生み出せない．その結果，知覚は曖昧となり，空間に自身を定位することが難しくなる（図3）．

斜め線を書くための身体軸

平仮名が苦手な子どもの文字を見ると，縦と横の線だけで構成していて，斜めの線がないことが多い．平仮名には斜めの線が多く含まれるため構成上必須の線である．この対処法として「繰り返し斜めの線を書く」という練習法が散見されるが，発達的観点から，どのような要素が必要なのだろうか？

描画は，這い這いの水平世界から立ち上がりの垂直世界への発達のように，横線（水平）そして，縦線（垂直）の順で発達する．次第に，なぐり書き（円錯画）から点から点へつなぐことができることで丸をきり出せるようになる．次に丸という角度のない図形から角度を作り出すには，多角形の鈍角から始まり，直角，鋭角へとその角度を作れる能力が発達する．そこから，課題は三角形，ひし形といった斜めの線に至る．この経過からお絵描きでは，3歳で○，4～5歳で□と十の縦と横の線，5～6歳で△と×の斜めの線が構成できるようになる．◇になると7～8歳までかかる[3]．

幼少期の運動体験として，左右がわかることで中心軸がわかり，頭や身体を傾けた時にはじめて斜めという概念をイメージできるようになる．子どもの遊びで言えば，道路の縁石を歩くために両手を広げてバランスをとることが「斜め」の体験と言える（図4）．

中心軸がなく，常に頭が傾いた脳性麻痺児に斜めの線はイメージしにくい．このように描画の発達は視覚機能と運動機能の統合である．

脳性麻痺児がどのような身体軸で運動しているのかを両麻痺，アテトーゼ，片麻痺で比較しながら分析してみる．

両麻痺児の支持基底面と身体軸

2018年～2024年に当院の肢体不自由児病棟に入院した痙直型両麻痺児42名（3歳～17歳：平均10歳）の静止時の端座位で体重を支えている位置（以下，重心）の左右差を評価した．結果，36名（86％）が利き手側の臀部で体重を支持していた（図5）．さらに重心側の臀部の下肢が立位時に優位に支持してた．活動を開始すると利き手に関係なく，重心は左右へと変化するが，多くの子どもが利き手側の殿部では体重を支持して抗重力方向に伸び上がれるが，非利き手側の殿部は引き上げ

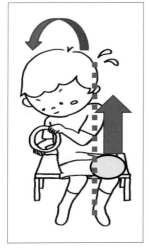

図 5．左利き手：利き側保持型
- ----：姿勢の軸
- ➡：力のかかる方向
- ◯：支えている面

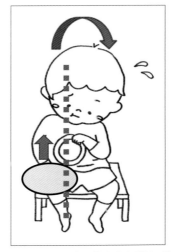

図 6．左利き手：非利き側崩れ型
- ----：姿勢の軸
- ➡：力のかかる方向
- ◯：支えている面

ており，支持は一時的か，あるいは支持できずに崩れてしまい，利き手を非利き手空間にリーチすることが苦手であった．この場合，非利き側殿部が支持面として接地できるように殿筋を賦活し，伸び上がることが課題になる．

残り6名の内，4名の重心は非利き側で，利き手側殿部に体重を移動できずに非利き手側殿部に落ち込んでしまっていた（図6）．4名の内1名は体幹の低緊張が著明であった．3名はやや肥満体型であり，幼少期のビデオを確認すると，3名ともに利き側保持型であったが，体重増加により重心を移動できなくなっていた．この場合，非利き側殿部で支えきれずに流れるように崩れているので，支持面を狭めるように殿筋を賦活し，伸び上がることが課題となる．

他の2名は左利き手を右手に矯正しており，箸や鉛筆などは右手を使うが，それ以外は左手を使っていた．つまり，利き手を変えても重心は変わっていなかったことになる．

図5，6はスペクトラムであり，基本的には図5の形をとるが，図5と図6を行ったり来たりしている児もいる．最終的に図5を保持できなくなった児が図6に移行していく傾向がある．一方で予測的姿勢制御の観点から考察すると，非利き手側に重心を移動した方が利き手は使いやすいし（非

利き手の機能化），リハビリテーションの基本方針としては麻痺の強い方でも支持できることを目指すため，結果的にこの姿勢に行き着いたとも解釈できる．どのような経過で今の姿勢になっているのかを紐解くことが評価として重要である．

どちらのタイプであったとしても，両麻痺児の姿勢が，定型発達と異なるのは必要に応じて使い分けることができないほど身体軸が定まっていない点である．つまり，身体図式の左右を判別できるほどのラテラリティーが確立していない．その結果，平仮名は読めるが書けない，×が十になる，立方体の奥行の線が書けないなどの共通した特徴が出現する．両麻痺児が電動車椅子に乗ると奥行きが掴めず，極端に怖がって必要以上にゆっくり動く児が多いのも，空間知覚の難しさを表している．幼少期には利き側の軸を安定させ，徐々に非利き側での支持を促進して，子どもが安心して作業に取り組める姿勢の安定を保障することが課題である．

アテトーゼ児の非対称軸は随意的か？

続いて，身体軸の観点でアテトーゼ児を分析する．アテトーゼ児はリーチしやすい手と巧緻性の高い手が別の場合もあるため，本稿ではリーチしやすい手を利き手と定義する．当院でリハビリ

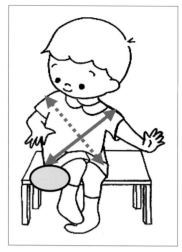

図7. 左利き：非対称軸
◄┅►：弱い姿勢の軸
◄━►：強い姿勢の軸
⬭：支えている面

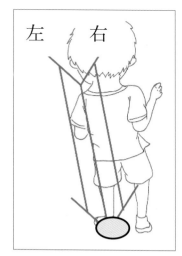

図8. 偏側軸
⬭：支えている面

テーションを受けているアテトーゼ児・者24名（4歳～16歳：平均10歳）の重心を探ってみると，利き手と反対側殿部で体重を支持している児が18名（75％）であった（図7）．さらに重心側の殿部の下肢が立位時に優位に支持してた．利き手と重心が同側の児6名のGMFCSは全員Ⅴであった．アテトーゼ児の非対称は課題点として挙げられるが，座位の分析から，非対称軸の中で不随意運動を制御しているようにも推察できる．対称姿勢にすると不随意運動が出現し，避けるように非対称に戻りたがる児が多い．追視が難しく，周辺視野で瞬間的にしか事物を捉えていないが，正確にリーチしたり，電動車椅子を足で上手に乗りこなす児もいる．運動が難しく，決して1人で文字を書いたことはないが，平仮名を2択で尋ねると理解していることに驚かされることも多い．非対称軸を身体内部に構築し，児なりに空間の位置関係を把握していると推察できる．アテトーゼ児の場合は，左右の非対称に加えて，前後の反り返りに対する姿勢制御が課題になる．幼少期は制御しきれない反り返りに連動して感情の起伏が激しいが，非対称の制御と前傾姿勢が身に着くと，次第に感情も制御できるようになる児が多い．過剰な非対称と反り返りは将来的に頚椎症などの二次障がいにつながるため，狭い範囲で運動を制御でき

るようになることが課題となる．

片麻痺児の狭い活動軸

片麻痺の程度にもよるが，麻痺側上肢の使用頻度は低く，座位でも立位でも重心はほぼ非麻痺側のみでバランスを保持していることが多い．身体軸は非麻痺側に偏移しているが，ある意味で片側の狭い範囲で左右の空間軸を構成している（図8）．知的発達症などのほかの要因がなければ，平仮名の読み書きができる程度の左右の軸は構築できている．しかし，正中線を超えた回旋動作は苦手で，身体ごと向きを変えるなど動作が緩慢になり，多動への対処が課題になることが多い．また，幼少期は両手で物を奪い合うことから始まり，徐々に左右の手が動作を補うように発達する．つまり，操作する手に対して，安定させる手があることで器用さは成熟する．片麻痺児の利き手は，定型児と比べると不器用なことが多い．まずは補助手としての機能を発揮できるように取り組み，麻痺側の空間軸を少しずつ広げていくことが課題となる．

脳性麻痺児は左利きが多い

両麻痺児42名の利き手を調べたところ，21名（50％），アテトーゼ児22名のうち16名（73％）が

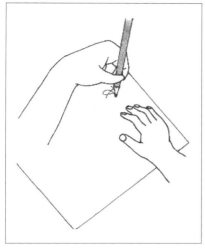

図 9. 紙を傾けて書く.

左利きであった．これは定型発達の割合に比べて明らかに高い．脳の血流の観点から左脳の方が損傷を受けやすいという報告もあるが明らかになってはいない．ある利き手の研究では，利き手を矯正したケースで左右のラテラリティーが混乱し，咄嗟の時に左右を間違えてしまうという報告がある．さらに，利き手は手の問題だけでなく，脳の構造的に備わっているものであり，使用手を変えただけでは脳の構造は変わらないという見解もある[4]．脳性麻痺児が何らかの原因で右手の麻痺が重くなり，左利きにならざるを得なかった場合，同様の左右混乱が起きても不思議ではない．

さらに，就学期に平仮名を練習し始めた時に，利き手を矯正した子どもの左右混乱はより重度な印象を受ける．これらのことからも利き手交換は，身体軸と空間認識の歪みといった二次障がいを生む可能性があることを考慮し，慎重にすべきである．

左利きは生活しにくい？

スポーツの世界で左利きは有利と評されるが，日常生活での左利きは不便なことも多い．母親が右利きの場合，子どもが左利きだと食具や運筆などを教えにくい．運筆は就学期に入って必須の課題の1つだが，左利きで字を書く時に必ず配慮が必要な点として，自分の手で書いている文字を見にくいことである．左利きの人の何気ない工夫の1つに，紙を少し斜めに配置することや手首を掌屈することで手が文字を隠すことを回避している（図9）．脳性麻痺があると紙を傾けることを姿勢や斜視の問題，手首の掌屈を麻痺の問題にされがちだが，左利きならではの解決法であることも知っておく必要がある[5]．

成人期以降の課題

このように子どもは発達過程において身体軸を中心に体幹の抗重力活動を発揮して空間座標軸の中に自身を定位していく．子どもの認知発達，特に視点取得能力を評価する三つ山課題の下位能力として，① 他視点の理解，② 前後の相対性の理解，③ 左右の相対性の理解があり，身体軸の未熟さは第3者視点の乏しさに直結しており，脳性麻痺児・者の知覚-運動の発達過程が関係していると推察できる．脳性麻痺者が一般社会で仕事をする際，運動障害に対する移動や巧緻性の支援について注目されるが，凹凸の激しい空間世界に対して，知覚-運動障がいによる動き難さがある．加えて，視知覚障がいによる入力ミスや，他者視点の欠如によるコミュニケーションで苦労する．聞くタイミングがつかめない，どこまで聞いて良いのかわからないなどを相談しても理解されにくい．成人期に精神疾患に悩む方が多い一方，周囲が困っていることに本人が気づいていないこともあり，そのことを伝える支援が必要な方もいる．

おわりに

身体軸の視点で知覚-運動障がいに関連付けて考察した．脳性麻痺児・者の「感覚-知覚-認知-コミュニケーション-行動」は感覚-知覚-運動の過程で連続していると言える．脳性麻痺児・者の中でも，脳の損傷範囲の広さと身体軸の歪みの大きさから，両麻痺児・者の知覚-運動障がいが重度化する．発達過程で空間を体制化するには，ある程度生得的に備わっているものもあるが，運動経験によってその質を洗練させる必要がある．脳性麻痺

児が早期から適切な知覚−運動を経験できる身体的・環境的支援は重要な意味をもつ．当事者と家族に寄り添い，円滑な学校生活や健康な社会生活を送れるように支援したい．

謝　辞

東大寺福祉療育病院のOT日高渚氏が子どもの様子を汲み取り，イラストに描き起こしてくれた．心から感謝します．

文　献

1) Fazzi E：Cognitive visual dysfunctions in preterm children with periventricular leukomalacia. *Dev Med Child Neurol*, **51**(12)：974-981, 2009.
   Summary 早産児22名(男児12名，女児10名，検査時平均年齢8歳，範囲6〜15歳，平均在胎週数30週，範囲28〜36週)を分析した研究報告である．

2) 池谷裕二：進化しすぎた脳，351-352，朝日出版社，2007.
   Summary 専門的な脳機能について，高校性にも理解できる内容で紹介している．

3) 大島　剛ほか：発達相談と新版K式発達検査，73-74，明石書店，2013.
   Summary 新版K式発達検査から読み取れる子どもの発達についてわかりやすく紹介している．

4) 深代千之：子どもの学力と運脳神経を伸ばす魔法のドリル，コラム1-4，カンゼン，2018.
   Summary 子どもの身体の使い方と発達について研究結果をもとに紹介している．

5) ローレン・ミルソム：左利きの子，31-63，東京書籍，2009.
   Summary 左利きの人たちが日常で経験している難しさについて，具体例を挙げて紹介している．

特集／知っておきたい！脳性麻痺のリハビリテーション診療

脳性麻痺児の言語聴覚療法

椎名英貴*

Abstract 脳性麻痺は出生前後に生じた脳損傷による運動と姿勢の障害を主症状とする症候群である．認知言語発達の遅滞，全身の姿勢運動および口腔運動機能障害，視知覚障害，発達障害などがコミュニケーションの実行に影響を与える．言語聴覚療法はこれらの問題に対して包括的に関与する必要がある．援助にあたっては認知・言語発達の促進を基盤に置きながら必要に応じて発声発語練習を行う．また活動レベルでコミュニケーションの成立を促進することが重要であり，拡大代替コミュニケーション手段(AAC)の導入も積極的に行う．重症例では本人の機能や能力のみで他者とコミュニケーションが成立することが難しく，コミュニケーションパートナーの積極的な関与が必要になる．発話やAACにおける機器の操作では運動障害からの影響が大きい．介入にあたっては座位保持装置や器具の設定，姿勢の準備などにも配慮を払う．言語聴覚士のみならず，作業療法士，理学療法士の関与も重要である．

Key words 脳性麻痺(cerebral palsy)，コミュニケーション(communication)，認知言語発達(cognitive-language development)，言語聴覚療法(speech-language-hearing therapy)，AAC；augmentative and alternative communication

はじめに

脳性麻痺は出生前後の脳の発育不全または損傷を原因とし，姿勢や運動の障害を主な特徴とする非進行性の神経疾患である．姿勢，運動の障害以外にも，てんかん，感覚知覚障害，知的障害を高率に合併し，自閉スペクトラム症(autism spectrum disorder；ASD)との合併が多いことも近年注目されている[1]．コミュニケーション障害については北アイルランドにおける疫学的調査によると，運動障害によらないコミュニケーション障害は脳性麻痺の42％に見られ，運動障害性構音障害は36％，摂食嚥下障害は21％に合併していた[2]．これらに加え難聴[3]や吃音を併発することも多い．脳室周囲白質軟化症(periventricular leukomalacia；PVL)では視知覚の障害を合併することが多く，学齢期に至り読み書き障害が顕在化する[4]．以上，脳性麻痺に生じるコミュニケーション障害は小児分野の言語病理学上の問題をほぼ網羅するほどに範囲が広い．脳性麻痺児のコミュニケーション支援としては，ICFで言うところの心身機能としての口腔運動機能や発声発語の問題に留まらず，活動・参加レベルのコミュニケーションの実現を心がける必要がある．評価や支援計画の立案においては言語聴覚士(ST)が中心となるが[5]支援の実際にあたってはSTのみならず家族や脳性麻痺児に関わる多職種スタッフの役割も大きい．

評　価

1．コミュニケーションの評価

近年脳性麻痺児の能力レベルを客観的に評価す

---

* Hidetaka SHIINA，〒 536-0025　大阪府大阪市城東区森之宮 2-1-88　森之宮病院リハビリテーション部，部長

表 1. 脳性麻痺児・者のコミュニケーション機能分類システム(Communication Function Classification System;CFCS)

レベル	基 準
レベルI	馴染みのある相手,馴染みのない相手どちらとも有効な送り手であり受け手である.
レベルII	馴染みのある相手と馴染みのない相手どちらともゆっくりではあるが有効な送り手や受け手(両方もしくは一方)である.
レベルIII	馴染みのある相手とでは,有効な送り手であり受け手である.
レベルVI	馴染みのある相手とでも一貫性のない送り手や受け手(両方もしくは一方)である.
レベルV	馴染みのある相手とも有効な送り手や受け手になることは滅多にない.

るために GMFCS(Gross Motor Function Classification System)などの評価スケールが開発され,国際的な共通基準として使用されている[6]. コミュニケーションにおいては CFCS(Communication Function Classification System)が使用される[7]. これは脳性麻痺児と他者との間でどのようにコミュニケーションが達成されているかを5段階で分類するものである(表1).

2. 認知・言語機能の評価

コミュニケーション支援の目標設定や計画立案のためには,より詳細な評価が必要となる.評価は養育者へのインタビュー,質問紙,行動観察,標準的な知能検査や言語発達検査によってなされる.認知機能もしくは運動機能が重度に障害されている場合には標準的な検査の実施は困難で,遊びを通した行動観察から認知・言語発達を評価せざるを得ない.標準的な知能検査や言語発達検査の実施にあたっては視知覚障害,頭部のコントロール,体幹・上肢の運動機能障害などに対しての配慮が必要である.

3. 発声発語の評価

脳性麻痺では,発声発語の要素である呼吸,発声,構音,共鳴,プロソディのすべてにわたって障害される可能性がある.障害が口腔領域に及ぶ痙直型四肢麻痺,アテトーゼ型,失調型では発声発語障害が生じやすいが,痙直型両麻痺,片麻痺においても問題が生じる場合がある.脳性麻痺によく見られる発話特徴として声量の低下,気息性嗄声,努力性嗄声,構音の歪み,開鼻声,発話速度の低下,抑揚のなさ・過多などが挙げられる.

評価においては小児の構音検査が使用されるが,構音障害以外に上記のような発声やプロソディの障害に特徴があり,発声発語機能検査,発話特徴の抽出検査を併せて行う[8]. またこれらの発声,構音,プロソディの異常は呼吸,喉頭,口腔の運動障害を背景に持つためこれら器官の姿勢・緊張の評価,特に発話時の姿勢・緊張状態の観察を行う[9].

4. コミュニケーションに影響を与える要因の評価

障害の本質で述べたように姿勢,運動の異常は呼吸,発声,構音,プロソディからなる音声コミュニケーションに影響を与える.また拡大代替コミュニケーション(augmentative and alternative communication;AAC)を考えるうえで視知覚の障害の評価,上肢機能の障害[6]は重要である.

コミュニケーション支援の原則

1. 基本原則

言語聴覚療法による支援の原則は,認知・言語発達がどのような段階であっても,そのレベルに合わせ,様々な手段を用いてコミュニケーションの成立を担保し,その質を高めていくことにある[10]. 図1に脳性麻痺児に対する言語聴覚療法の枠組みを示す.

① 認知・言語発達の促進:認知・言語発達の促進を考えることは,コミュニケーション支援の中心的な課題である.前言語期から語彙獲得期,言語期,文字学習に至るまで長期的な支援が必要になる.

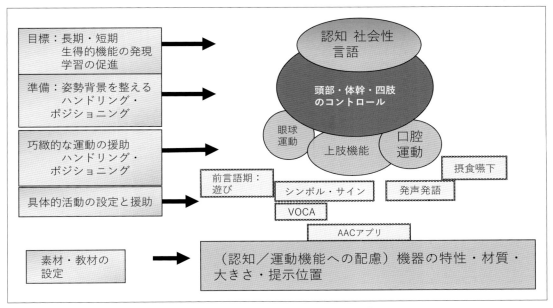

図 1. 脳性麻痺児に対する言語聴覚療法の枠組み

②音声コミュニケーションの改善:脳性麻痺児の発声,構音,プロソディの問題に対しての練習や支援を行う.発語症状,重症度,年齢,認知機能により発声発語練習への適応は様々である.

③心身機能レベルの練習と並んで活動・参加レベルでの支援を行う.音声言語による表出が難しい場合にはAACを積極的に取り入れる[11].AACは特殊な機器を使用しないローテクのものからeye trackingによる視線入力などのハイテク機器まで多くの種類がある.

④上述の言語的,非言語的コミュニケーションの遂行にあたって,姿勢,運動の障害は阻害因子として働く.支援にあたっては頭部が安定し視覚的にも対象を把握しやすい状況を設定し,上肢や口腔器官がより選択的に運動ができるように準備する.このような姿勢の準備は直接的なハンドリングや座位保持装置などのシーティングによって行われる.また,使用する教材や機器の素材,大きさ,提示位置などにも配慮が必要である.

⑤以上のように本人の機能や能力を改善させてコミュニケーションを成立させることに注力する一方,コミュニケーションの成立という観点から考えた場合,コミュニケーションパートナーが脳性麻痺児・者からの発信の不足部分を補いコミュニケーションを成立させるという在り方も並行して考える.STの役割として家族,学校,施設スタッフに対してコミュニケーションの取り方のアドバイスやコミュニケーションに使用するアイテムの整備を行うことも重要である.

2.摂食嚥下障害とコミュニケーション

STの関わりとしてはコミュニケーション支援と並び,摂食嚥下障害に対する支援が挙げられる.摂食嚥下障害の対応に関しては別稿に譲るが,栄養摂取,窒息・誤嚥の防止といった生命維持に直接関わる分野でありニーズも高い.また,摂食嚥下に関わる口腔,咽喉頭といった器官は発声発語にも共通する.STは両機能の関連を考慮することでより効果的な練習方法を提案することができる.さらに注目すべきは,重症脳性麻痺児にとって食事場面は外界との相互作用が最も活発になる場面である.食物の認識に始まり,食べ物を受け入れる,受け入れない,いくつかの食べ物の中からの選択など原初的なレベルのコミュニケーション事態が発生する現場である.ここに言語聴覚療法の観点から食事場面を捉えていく意義がある.

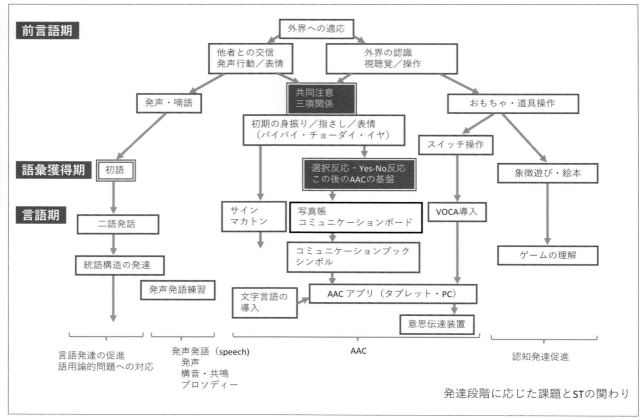

図 2. 脳性麻痺児のコミュニケーション発達と支援

発達段階によるコミュニケーション支援

脳性麻痺児のコミュニケーション支援は認知・言語発達の段階によって目標や方法が異なる[12]. 図2は認知・言語発達段階とターゲットとなるコミュニケーション活動と支援方法の関係を示したものである.

1. 前言語期

低年齢もしくは認知機能の重度な障害がある場合, 児からの明確な伝達意図がないことが多く, コミュニケーションパートナーが児の行動や表情, 発声から意図を察することで関係が成立する. この段階では, 他者と非言語的に双方向的なコミュニケーションを取れるようになるために, 共同注意や三項関係の成立が重要である.

支援の中心は, 遊びを通じた練習や養育者への指導である. 対象物に注意を向けたり, 他者が指し示したものに視線を向けたり, ものの受け渡しなどのやり取りができるようにすることを目指す. 運動制約があるため, 目標行動が実現しやすくなるように姿勢の調整や視線誘導, 上肢操作の支援などのアプローチが必要である. また, 自分の働きかけによって外界が変化すること, つまり因果関係の理解が認知やコミュニケーション発達の基盤となるため, スイッチを用いたおもちゃなどで楽しみながら因果関係を理解することも意義がある. この段階では, PTによる姿勢調整やOTによる座位保持装置, スイッチ設定が大きな役割を果たす.

2. 語彙獲得期

言語発達の初期段階では語彙の獲得が課題となる. 脳性麻痺児にあっては言語理解が先行し, 言語表出との間に乖離が生じることが一般的である. 全般的な認知発達・言語理解の発達を評価しつつ非言語的な反応を含め初期的なコミュニケーションが成立することを目指す. 簡単な言語理解はあるものの音声言語での表出が難しい場合には, 聞かれたことに対してのYes-No反応, 提示

されたもののどちらかを選ぶ選択反応，身振りがこの後のコミュニケーション行動の基盤となる[13].

取って欲しいおもちゃを複数の写真から選ぶといった行動は視覚的コミュニケーションの導入となる．カテゴリーごとに写真・絵などを貼り付けたコミュニケーションブックは最も単純な視覚的なコミュニケーション手段である[14](図3)．上肢機能に障害の少ない児にとっては簡易的なサイン言語であるマカトン法などが適している．将来的にコミュニケーションの手段が音声言語へ移行するとしても，より早い時期に本人からの表出手段を確保することはコミュニケーション全体の発達にとって意義がある．

発声行動，喃語，有意味語の表出が見られる場合は音声によるコミュニケーションが生じるように促す．ここでも発声が生じやすいよう姿勢コントロールへの介入を積極的に行う．

3．言語期

具象性の高い写真・絵などの視覚的なコミュニケーション手段によって基本的なコミュニケーションが可能になるならば，次の段階としてはより抽象的な図形記号であるシンボルの使用を検討する．シンボルにより動詞，形容詞などの品詞の拡大，文法的に複雑な表現の導入などコミュニケーションの幅を広げていくことが可能になる．

近年のテクノロジーの進化によりタブレットを使用したAACアプリが一般的になった．コミュニケーションブックの使用が定着している児では本人の上肢操作能力を考慮しながらAACアプリの導入も検討していく．発語が見られる児の場合は日常生活的では音声によるコミュニケーションが主体となっていくが，発話明瞭度，言語発達のレベルに応じて視覚的コミュニケーション手段を併用することでコミュニケーション全体の了解度を上げる，もしくは言語発達が促進されるというメリットがある．

学齢期以降，文字学習の準備状態を評価したうえで文字の導入を検討する[15]．AACの手段として文字言語を導入することにより，表現の自由度

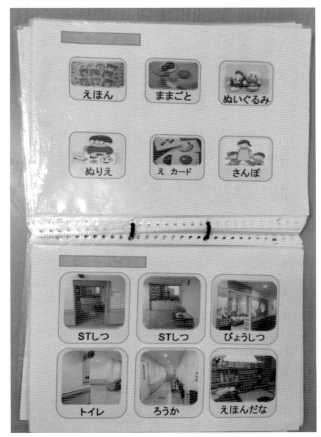

図3．コミュニケーションブック

が増しより複雑な内容が表現できる．またコミュニケーション手段が主に音声である場合も音声言語と文字言語と併用することでコミュニケーションの伝達効率が上昇する場合がある．VOCA (voice output communication aid)，タブレット，パソコンなどのハイテクのAAC導入にあたっては操作時の姿勢，入力方法の設定が重要となる．入力用のインターフェースとして，現在多様なスイッチが普及し，タブレット側のOS設定との組み合わせで様々な入力方法が可能になっている(図4)[16]．作業療法士との協働が求められるところである．

発声・構音へのアプローチ

発声・構音へのアプローチは，慎重に適応を判断する必要がある．効果的な発声・発語練習の前提条件は，日常的な発声量が一定程度あること，

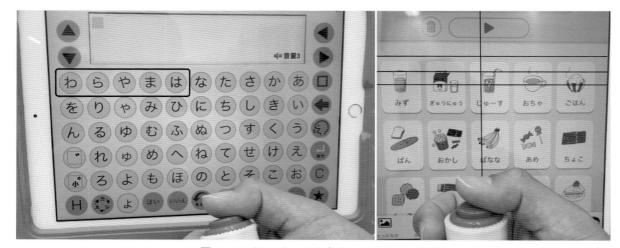

図 4. タブレットへの入力インターフェース
a：項目スキャン．画面上のハイライトされた項目が順次スキャンされボタンなどの入力デバイスにより選択
b：グライドカーソル．縦横の線が自動的に移動し，ターゲットとなる地点をボタンなどの入力デバイスにより選択

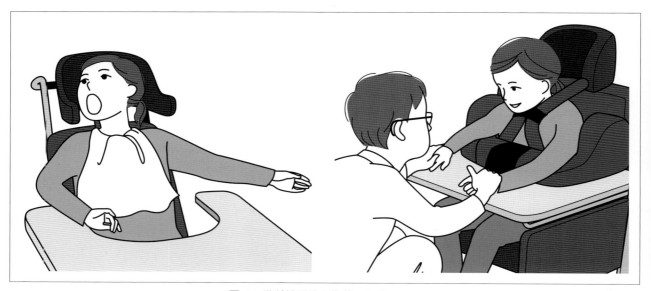

図 5. 発話練習時の姿勢コントロール
a：通常の発話時．全身の伸展パターン．頭部を後方へ押しつける過剰開口となり，両唇音は省略
b：姿勢コントロール下での発話練習．セラピストの誘導．両上肢を前方に保持，伸展パターンを抑制し頭部の前傾位を誘導

随意的な発声や呼称が可能であることである．低年齢でこれらの条件を満たす場合は，遊びの中で発声や音声模倣を促し，音声言語でのコミュニケーションを支援する．発話の明瞭度に影響する声質，音量，発話速度，ピッチ，強弱のコントロールにも注目し，構音に加えてこれらの要素も練習の対象とする．発話しやすい条件設定が重要であり，発声時の姿勢や難易度の段階づけに配慮する．

構音に関しては，誤り音が限定されており誤り方に一貫性がある場合には系統的構音訓練の適応となる場合もある．適応の可否は認知・言語発達が概ね5歳レベル以上であること，口腔運動の随意性と分離性が認められる場合である．文字の導入も並行して，もしくは先行して行う．文字とい

う音韻の視覚的表現を利用することで，構音練習が促進される場合もある．

意図的な発声時には緊張の亢進や不随意運動が強くなりやすい．練習にあたっては姿勢のコントロールを行い，頭部がより安定するように，また口腔運動がより分離的に行えるように下顎を軽く支えるなどの補助が効果を奏する場合がある[8]（図5）．

脳性麻痺のコミュニケーション障害は多様であり，長期的な対応が求められる．年長児，成人では家族や周囲との間で培われたコミュニケーション方法が定着し，新しい提案や練習に対して受け入れが難しい場合も多い．STは本人と家族の間の長年にわたる関わり方を尊重しつつ，コミュニケーションパートナーの拡大やコミュニケーションの質を変化させていくために，柔軟さをもって最適の方法を検討してく必要がある．

文 献

1) Delobel-Ayoub M, et al：Prevalence and characteristics of autism spectrum disorders in children with cerebral palsy. *Dev Med Child Neurol*, **59**：738-742, 2017.
2) Parkes J, et al：Oromotor dysfunction and communication impairments in children with cerebral palsy：a register study. *Dev Med Child Neurol*, **52**：1113-1119, 2010.
3) 北川可恵ほか：当センターにおける脳性麻痺児の聴覚障害．*Audiol Jpn*, **50**：625-626, 2007.
4) Morelli F, et al：Visual function and neuropsychological profile in children with cerebral visual impairment. *Children*, **9**：921, 2022.
5) Watson RM, Pennington L：Assessment and management of the communication difficulties of children with cerebral palsy：a UK survey of SLT practice. *Int J Lang Commun Disord*, **50**(2)：241-259, 2015.
6) 楠本泰士編，小児リハ評価ガイド，38-45，メジカルビュー社，2019.
   Summary 現在の小児リハビリテーションに関わる評価約70点を網羅，ICFの枠組みに従い分類整

理している．

7) Hidecker MJ, et al：Developing and validating the communication function classification system for individuals with cerebral palsy. *Dev Med Child Neurol*, **53**：704-710, 2011.
8) Workinger MD, Kent RD：Perceptural analysis of the dysarthria with athetose and spastic cerebral palsy. Moore CA, et al(eds), Dysarthria and apraxia of speech- perspectives on management, 137-144, Paul H Brookes Publishing, 1991.
   Summary 運動障害性構音障害の標準的な評価方法であるMayo systemに準じて脳性麻痺の発話の聴覚的評価を解説したもの．
9) 椎名英貴：脳性麻痺による発話障害．城本 修ほか編，発声発語障害学，225-234，医学書院，2021.
10) 高見葉津：コミュニケーションの発達支援．日本聴能言語士協会講習会実行委員会編，アドバンスシリーズ／コミュニケーション障害の臨床 第3巻 脳性麻痺，84-90, 2002.
11) 高橋ヒロ子：脳性麻痺における拡大・代替コミュニケーション．日本聴能言語士協会講習会実行委員会編，アドバンスシリーズ／コミュニケーション障害の臨床 第3巻 脳性麻痺，151-177，協同医書出版社，2002.
12) 椎名英貴：脳性麻痺．伊藤元信ほか編，言語治療ハンドブック，101-120，医歯薬出版，2017.
    Summary 言語聴覚士のためのテキスト，脳性麻痺の定義，分類の説明の後，コミュニケーション，食事の問題の概要，評価，介入について詳述したもの．
13) Bates E, Dick F：Language, gesture, and the developing brain. *Dev Psychobiol*, **40**：293-310, 2002.
    Summary 言語発達の認知的基盤を論じたもの．言語が言語以外の認知機能，身振りなどと相関しながら発達することを示したもので障害を持つ小児の支援を考えるうえでも示唆に富む．
14) 東川 健：コミュニケーションボード・ブックのコミュニケーション機能—文字未学習の幼児3症例の経過．音声言語医，**43**：407-415, 2002.
15) 佐藤美彦ほか：重度重複障害者のひらがな習得に必要とされる能力．聴能言語研，**9**：73-80, 1992.
16) Appleホームページ：スイッチコントロールを使ってiPhone, iPad, iPod touchを操作する．〔https://support.apple.com/ja-jp/119835〕(2024年11月10日閲覧)

特集／知っておきたい！脳性麻痺のリハビリテーション診療

脳性麻痺に伴う発達障害の基礎

中島そのみ[*1] 中村裕二[*2]

Abstract 脳性麻痺（CP）児は運動機能障害に加えて，認知，言語，社会的・情緒的発達に影響を与え，子どもの日常生活や学習における課題を増やすことがある．これはいわゆる発達障害の特性と捉えることができる場合があり，発達障害特性を理解するとともに，その評価と早期介入が CP 児の全体的な発達を支援するために重要である．
しかし，CP 児に発達障害が合併する比率について具体的に出されているのは自閉スペクトラム症のみで，ほかの発達障害である，注意欠如多動症，限局性学習症，発達性協調運動症については明らかとなっていない．本稿では，発達障害の各疾患の特性を解説するとともに，CP 児に見られる発達障害の症状に関する具体例について紹介する．

Key words 脳性麻痺（cerebral palsy），合併（complications），発達障害（developmental disorders），疾患特性（disease characteristics）

はじめに

脳性麻痺（CP）は姿勢運動機能に障害を有するばかりでなく，しばしば認知機能，感情，行動にも影響を及ぼすため，発達障害の特徴が現れることが多い．2014 年に出された脳性麻痺リハビリテーションガイドライン 第 2 版[1]では，CP 児が自閉スペクトラム症（autism spectrum disorder；ASD（広汎性発達障害；pervasive developmental disorder；PDD））を合併する比率は 10～15％ と高いことが示されている．また，注意欠如多動症（attention-deficit/hyperactivity disorder；ADHD，注意欠陥多動性障害）を合併する学齢期の CP 児には methylphenidate の投与を検討することがすすめられている．限局性学習症（specific learning disorder；SLD（学習障害；learning disorder；LD））の合併については，知的障害のない CP 児でそのリスクが高いことが示されている．

2024 年に報告された，アメリカ合衆国の国民健康調査 National Health Interview Survey（NHIS）で実施された研究によると，CP のある子どもの odds ratio（OR）は，CP のない子どもと比較すると，ASD では 5.07（95％ CI 3.25～7.91）（p<0.001），ADHD では 1.95（95％ CI 1.43～2.66）（p<0.001）であり，CP の子どもは ASD および ADHD のリスクが高いことが報告されている[2]．また，運動発達障害を主訴として医療機関や療育機関を訪れる子どものうち，経過とともにいわゆる「発達障害」が明らかになる子どもの割合が高いことも示されている[1]．

発達障害とは，日本の法律である発達障害者支援法において，「自閉症，アスペルガー症候群その他の広汎性発達障害，学習障害，注意欠陥多動性障害，その他これに類する脳機能障害であってその症状が通常低年齢において発現するもの」と定義されている[3]．すなわち，広汎性発達障害（自閉

[*1] Sonomi NAKAJIMA, 〒060-8556 北海道札幌市中央区南 1 条西 17 札幌医科大学保健医療学部作業療法学科，准教授
[*2] Yuji NAKAMURA, 同，准教授

スペクトラム症)，学習障害(限局性学習症)，注意欠陥多動性障害(注意欠如多動症)を発達障害とし，知的障害は含まれていない．一方，医学や心理学において使用されるDSM-5-TR™(アメリカ精神医学会の診断基準)[4]では，診断カテゴリーとして神経発達症という用語が使用されており，ASD，ADHD，SLD，知的障害症(知的能力障害)，発達性協調運動症(developmental coordination disorder；DCD)などの障害が含まれている．このように，神経発達症は，医学的な診断カテゴリーとして，知的障害や運動の協調に関する障害も含まれ，より広い範囲をカバーしている．本邦では，神経発達症を発達障害として用いる場合や，器質的であれ環境的なものであれ，胎児期から18歳くらいまでの心身の成長・発達期にその原因があって，成長・発達を妨げるものを発達障害とする場合もある．

本稿では，発達障害者支援法およびDSM-5-TR™で記載されている，社会的コミュニケーションや行動に問題が現れるASD，集中力の欠如，多動性，衝動的な行動が特徴で行動面の問題を示すADHD，読む，書く，計算する能力において特異的な困難を示すSLD，動作に不器用が見られるなど運動技能の習得がほかの同年齢の子どもと比べて著しく遅れるDCDを発達障害として進めていく．これらの疾患は主症状以外も示す場合もあり，類似した症状となって現れることも多く，鑑別が難しいとされている．本稿は，これらの発達障害の主症状を中心に説明しCP児で見られるそれらの問題も含めて解説する．

発達障害について

1．自閉スペクトラム症(autism spectrum disorder；ASD)

ASDの基本的な特徴は，持続する相互的な社会的コミュニケーションや対人的相互反応の障害，および限定された反復的な行動，興味，または活動の様式である．これらの症状は幼児期早期から認められ，日々の活動を制限するか障害する[4]．

持続する相互的な社会的コミュニケーションや対人的相互反応の障害は，次の3点が挙げられている．①対人的-情動的相互関係の欠陥は，他者と関わり，考えや感情を共有する能力の欠陥である．たとえば，他者の行動を模倣することが少ない，一方的に話す，会話にいつどうやって参加し，何を言ってはいけないかといった社会的手がかりを処理したり反応したりすることに困難さを示す．②対人的相互反応に用いられる非言語的コミュニケーション行動の欠陥は，視線を合わせること，身振り，顔の表情，身体の向き，または会話の抑揚などの欠如や減少などが見られる．③人間関係を発達させ，維持し，理解することの欠陥は，友達と一緒に遊ぶこと，年齢相応の自由に変化するごっこ遊びなどの想像性の欠如が見られ，やがて非常に固定化されたルールで遊ぶことに固執する幼児で特に顕著である．年長になると，皮肉やお世辞といった言語の異なった使い方を理解することに苦労したりする，とされている[4]．

CP児はコミュニケーション障害の合併を認めることも多く，表出的コミュニケーション，受容的コミュニケーション，社会的交流技能についてそれぞれが単独で，あるいは組み合わさった状態で引き起こされることがあり得ることや，集団での人間関係，親子関係などで問題を抱える場面も多いと報告されている[5]．また，CP児の社会的認知機能の特性と，それに関わる実行機能や言語機能の問題の関連について先行研究を整理した文献によると，言語機能をそろえた定型発達児と比較した場合でも，CP児の実行機能は全般的に低い傾向にあることが示唆され，CP児の社会的認知機能には，言語機能と実行機能の問題が影響している．しかし，CP児の心の理論の発達は通常よりも遅れるものの，その発達のパターンは定型発達児と同じであることを示唆しており，CP児の心の理論の発達の遅れは，自閉症児と異なるものであることを指摘している，と述べられている[6]．このように，CP児に見られるASDに類似した症

状は，CP の特有の影響，すわなち運動能力の状況によってもその特徴が複雑になることがあると思われる．

限定された反復的な行動，興味，または活動の様式については，小さな変化に対する極度の苦痛，移行することの困難さ，柔軟性に欠ける思考様式，過度の限局したまたは固執した興味が例として挙げられている[4]．また，より具体的な行動としては，日常生活で生じる予期せぬ変化（日課，学習環境など）への適応が難しい，特定の物品や勝負ごとへのこだわりが強い，先を見通せず不安感が生じてしまう，といった様子で観察される．

CP 児において，これらの行動は「問題行動」として扱われる場合がある．しかし知的障害を合併している場合も多く，CP に起因する問題行動であると判断することは難しい．一方で，学齢期の CP 児の発達特性と母親のストレスとの関係を調査した研究では，障害児問題行動測定指標の「こだわりが強い」については，72.7％の母親が「まったくない」と回答している[7]．実行機能理論など ASD の特性を説明しようとする様々な理論がある中で，CP 児に見られる問題行動の特徴を示していくには，今後さらなる事例報告や研究が望まれる．

ASD では感覚に対する過敏さや鈍麻，感覚を強く求めるといった特性が多く観察される．診断基準の中では，必須の基準ではないものの，「感覚刺激に対する過敏さまたは鈍感さ，または環境の感覚的側面に対する並外れた興味」として設けられており，痛みや温度に無関心のように見える，特定の音または触感に逆の反応をする，対象を過度に嗅いだり触れたりする，光または動きを見ることに熱中することが例として挙げられている[4]．また，臨床の中では，手をつながれるのを避ける，衣服や水など特定の感覚を極端に嫌がる，偏食が多い，などの行動も観察される．

一方，CP 児では，口腔周囲の過敏さによる摂食機能への影響[8]や足底の過敏さによる荷重への影響[9]などが事例として報告されている．聴覚に対する過敏さや視覚刺激への興味を示し注意が転導しやすい症例などが存在し，発達障害に類似した行動と捉えることがあるものの，研究や事例報告としては見られていない．

2．注意欠如多動症(attention-deficit/hyper-activity disorder；ADHD)

ADHD は，機能または発達を妨げるほどの，不注意と多動-衝動性といった行動の問題が本質的な特徴である．不注意は，課題から気がそれること，指示に従うこと，仕事や用事を終わらせることができないこと，集中し続けることの困難，およびまとまりのないこととして明らかになる．しかし，それらは反抗や理解の欠如のためではない．多動性は，不適切な場面での過剰な運動活動性（例：走り回る），過剰にそわそわすること，過剰にとんとん叩くこと，またはしゃべりすぎることを指している．衝動性とは事前に見通しを立てることなく即座に行われ，その人に害となる可能性のある性急な行動（例：注意せず道に飛び出す）のことである．衝動性は，すぐに報酬を欲しがること，または満足を先延ばしにできないことに現れるかもしれない．衝動的行動は，社会的侵害（例：十分な情報なしに就職する）などによって明らかになるかもしれない，と示されている[4]．

CP 児や二分脊椎児は，学校での学習場面などで，「比較的理解力があると思われるのに予想外に作業ができない」，「よく喋るが話が前後したり，まとまりが見られない」，「注意力や集中力に欠ける」，「新しい状況で戸惑ったりするか，または全く喋らなくなる」といったスタッフからの指摘があり，これらの様子は，CP 児には注意の問題などの ADHD と類似する行動の問題と言える，と報告されている[10]．また，脳室周囲白質軟化症（periventricular leukomalacia；PVL）児の問題行動の特徴を child behavior checklist(CBCL)を用いて明らかにすることを目的とした研究では，健常児と比較し PVL 児は，依存分離尺度の得点が有意に高く，内在化問題行動（依存分離，引きこもり，不安神経質）が外在化問題行動（攻撃，注意集

表 1. 発達障害の主症状と具体例

疾　患	主症状	具体例
ASD	● 社会的コミュニケーションや対人的相互反応の困難 ● 固執行動や繰り返し行動 ● 感覚過敏や感覚鈍麻	● 一方的に話したり，相手にとって失礼なことなどを言ってしまう ● 相手の表情から感情を読み取ることができない ● 冗談，皮肉やお世辞を理解することに苦労する ● 特定の物品や勝負ごとへのこだわりが強い ● 急な予定変更（日課，学習環境など）へ不安や混乱を示す ● 音に敏感で耳をふさぐ ● 靴下をはくことを嫌がる ● 極端な偏食がある
ADHD	● 注意散漫 ● 集中力や持続性の低下 ● 多動性と衝動性	● 忘れ物が多い ● 身支度や片付けが身につかない ● 不適切な場面で走り回ったり，そわそわしたり，しゃべりすぎる ● 注意せず急に道に飛び出すなど危険な行動をする
SLD	● 読み書きや計算の困難 ● 聴覚・視覚情報処理の困難	● 文章を読むのが遅くたどたどしい ● 黒板の字をノートに書き写せない ● 簡単な計算が暗算でできない ● 学年相応の文章題を解くのが難しい ● 長さや重さなどの量を比較することが難しい
DCD	● 運動の調整が困難 ● 手先が不器用，細かい動作の習得が困難	● リズムに合わせて適切に手足を動かすこと（ダンス）が難しい ● 飛んでくるボールをキャッチすることが難しい ● 箸をうまく使えずにおかずが落ちてしまう

中，反抗）よりも高いという特徴が明らかになったと報告されている．この傾向は，母親の養育態度や対象児の歩行能力とは関係がないことが示唆されている[11]．ADHD 児は衝動の抑制が困難であり，攻撃的な問題が頻繁に生じるため主に外在化問題が特徴的と思われる．そのような問題行動や学業不振などが要因となって孤立し不安や抑うつといった内在化問題を強めたりする．こういった二次的問題を予防するためにも，問題の早期発見と対応が大切であり，CP 児に対しても同様の対応が必要である（**表 1**）．

3．限局性学習症（specific learning disorder；SLD）

SLD は，知的障害はないが，読み・書き・算数など学習の困難を主訴とし，それらに関連した認知機能の障害がその背景に存在する．基本となる学業的技能としては，単語を正確にかつ流暢に読むこと，読解力，書字表出および綴字，算数の計算，そして数学的推理（数学的問題を解くこと）が含まれ，それらの技能が，その人の成績がその年齢に期待されるよりも十分に低いことである[4]．

読みや書きの困難さを示す発達性読み書き障害は，その要因となる認知機能として，言語の音の認知や処理，視覚的な認知や記憶，自動化（数字や色，柄などの意味のある記号から言語音を連続的にスムーズに想起する過程）の問題などが想定されている[12]．学習場面で見られる具体的な特徴としては，文章を読むのが遅くたどたどしい，黒板の字をノートに書き写せない，漢字が覚えられない，といった様子が観察される．算数障害は，数や量的な把握とその操作を習得する過程のどこかで不都合が生じていると考えられている[13]．具体的な特徴としては，簡単な計算が暗算でできない，学年相応の文章題を解くのが難しい，長さや重さなどの量を比較することが難しい，図形を描くことが難しい，といった様子が観察される．

特に未熟児由来の CP 児には，視覚認知障害が高率に合併するとされている．読み書きでは，画数の多い漢字で細部の違いに気づきにくい，本を読んでいて行をとばすなどが見られる．また，特異的な認知障害を呈する CP 児もおり，算数の学習で，図形がわからない，うまく図形が書けないという症例が多いとも報告されているため，視覚認知障害だけでなく，構成能力にも障害があるのでないかと思われる症例が存在する[14]と報告されている．

学習の遅れや問題は，軽度の知的障害また注意・集中の問題で，学習に参加できない，話を聞いていないなどが影響し起こることもある．そのため，CP児は知的障害，行動の問題を合併している場合も多いため，全般的な知能を計測するなど何が学習の問題に影響しているのかを明らかにし，支援方法を検討していく必要がある．

4．発達性協調運動症（developmental coordi-nation disorder；DCD）

発達障害の中で，運動に関する問題を主とする疾患としてはDCDが知られている．DCDの診断基準の1つには，「協調運動技能の獲得や遂行が，その人の生活年齢や技能の学習および使用の機会に応じて期待されるものよりも明らかに劣っている．その困難さは，不器用，運動技能の遂行における遅さと不正確さによって明らかになる」[4]，とある．日常生活では，箸をうまく使えずにおかずが落ちてしまう，リズムに合わせて適切に手足を動かすこと（ダンス）が難しい，飛んでくるボールをキャッチすることが難しい，といった様子で観察される．先に述べたように，CPは姿勢や運動に困難さを有する疾患であるため，CP児についても運動の協調性について問題を抱える．しかし，DCDの診断基準には「運動技能の欠如は，知的発達症（知的能力障害）や視覚障害によってはうまく説明されず，運動に影響を与える神経疾患によるものではない」と定められているため，CPとDCDは区別して捉えなければならない．一方で，独歩可能なCPのなかにはPVLなどの異常が臨床用のMRIでは検出できない例も少なくないとされ，DCDとCPは運動障害という一連の連続体，スペクトラムとして捉えるという考え方もあるとされている[15]．

両疾患の運動機能障害の背景については，運動学習理論の側面から考えることができる．CP児やDCD児は固有感覚情報などの体性感覚を基盤とした運動制御が困難なために，運動や行為の「結果」，つまりフィードバックを外受容感覚である視覚情報に依存しやすく，これはDCD児の病態仮説として注目されている内部モデル障害と一致することが述べられている[16]．内部モデルとは，あらかじめ，目的とする運動に必要な運動指令を脳内で計算するために必要な中枢神経系内における筋骨格系のダイナミクス情報である[17]．DCD児の場合，明らかな姿勢運動障害がなくとも不器用さを示す要因として，この内部モデルが関与している可能性がある．つまりは，両疾患は神経学的な背景は異なるものの，運動課題中の感覚フィードバックを活用した教師あり学習に困難さを抱えている点では一致している可能性がある．特にCP児では，新たな運動課題を行う際，筋緊張が亢進するなどの努力性を伴う動作を示し，動作の定着により減弱する場合がある．このような変化を学習の定着という観点から評価することも重要と考える．

まとめ

CPに伴う発達障害の特性は，多様であり，脳の損傷部位や重症度，そのほかの要因によって異なる．これらの特性は，運動機能障害に加えて，認知，言語，社会的・情緒的発達に影響を与え，子どもの日常生活や学習における課題を増やすことがある．そのため発達障害特性の評価と早期介入が，CP児の全体的な発達を支援するために重要である．

文　献

1) 日本リハビリテーション医学会監，脳性麻痺リハビリテーションガイドライン　第2版，230-233，金原出版，2014．

2) Chen Q, et al：Association of cerebral palsy with autism spectrum disorder and attention-deficit/hyperactivity disorder in children：a large-scale nationwide population-based study. *BMJ Paediatr Open*, 8(1)：e002343, 2024.

3) 文部科学省：発達障害者支援法（平成十六年十二月十日法律第百六十七号）．
〔https://www.mext.go.jp/a_menu/shotou/tokubetu/main/1376867.htm〕

4) 髙橋三郎ほか：DSM-5-TR™精神疾患の診断・統計マニュアル，54-87，医学書院，2023.

5) 阿部裕一：脳性麻痺．医のあゆみ，**288**(9)：732-737，2024.

6) 葉石光一：脳性麻痺児の社会的認知機能およびコミュニケーションに関する自立活動の実践上の課題．埼玉大学教育学部附属教育実践総合センター紀要，**17**：129-134，2019.
   Summary 脳性麻痺児の社会的認知機能の特徴およびその機能への関連要因について過去の研究の知見を概観しながら解説されている文献.

7) 新田 收ほか：学齢期脳性麻痺児の発達的特性と母親のストレスの関係．総合リハ，**32**(11)：1091-1095，2004.

8) 田村文誉ほか：摂食・嚥下障害児3名の触感覚過敏に対する脱感作療法の検討．日摂食嚥下リハ会誌，**13**(3)：237-242，2009.

9) 星野英子ほか：脳室周囲白質軟化症による脳性まひ痙直型両麻痺時児の理学療法経験．理学療法症例報告データライブラリ，**1**(2)：131-136，2003.

10) 市川徳和ほか：二分脊椎児と痙直型両麻痺児における認知・知覚—運動障害について．リハ医，**24**(3)：163-167，1987.

11) 浅野大喜ほか：脳室周囲白質軟化症および知的障害児の行動特徴—CBCLを用いた検討—．理学療法学，**43**(5)：361-367，2016.

12) 春原則子：【ナース・PT・OT・ST必携！高次脳機能障害ビジュアル大事典】(4章)読字と書字の障害　発達性読み書き障害(解説)．リハビリナース，2020年秋季増刊：122-123，2020.

13) 特異的発達障害の臨床診断と治療指針作成に関する研究チーム編，特異的発達障害診断・治療のための実践ガイドライン—わかりやすい診断手順と支援の実際—，92-93，診断と治療社，2010.

14) 小枝達也：小児の認知機能障害．認知神経科学，**5**(3)：142-146，2003.

15) 中井昭夫：発達性協調運動症／発達性協調運動障害-DCDの評価・診断，総合リハ，**50**(11)：1357-1362，2022.

16) 浅野大喜：運動障害をもつ子どもに対するリハビリテーション：システムアプローチとしてのニューロリハビリテーションへ向けて．ベビーサイエンス，**16**：36-47，2016.
   Summary 脳性麻痺児や発達性協調運動症に対するリハビリテーションについて，脳機能と運動制御の観点から言及されている文献.

17) 道免和久：運動学習とリハビリテーション．バイオメカニズム会誌，**25**(4)：177-182，2001.

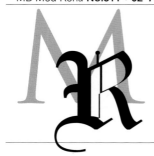

特集／知っておきたい！脳性麻痺のリハビリテーション診療

脳性麻痺の医療と教育

古川章子*

Abstract 我が国は，2007年に「障害者の権利に関する条約（2006年国連総会で採択）」に署名し，2014年にこれを批准した．同条約では，人間の多様性の尊重などを強化し，障害のある者がその能力などを最大限に発達させ，社会に効果的に参加することを可能とするため，障害のある者と障害のない者がともに学ぶ仕組みとしての「インクルーシブ教育システム」の理念が提唱され，2011年に障害者基本法の改正，2016年の障害を理由とする差別の解消の推進に関する法律の施行など，同条約の趣旨を踏まえ大きな改正に伴い，教育分野では，インクルーシブ教育システム構築に向けて整備がされてきた．脳性麻痺などの肢体不自由のある子どもは，発達段階や障害の状態に応じて，多様な学びの場で学んでいる．特別支援学校では，特別支援教育の要である自立活動の指導の充実に向けて，医療職の導入がなされている．障害のある子どもたちにとって，「医療」と「教育」の連携は，安全・安心で，楽しい学校生活を送るためには欠かせない．

Key words 特別支援教育（special needs education），肢体不自由教育（education for children with physical disabilities），自立活動（activities for independent living），医療と教育の連携（collaborate relation medical care and education）

はじめに

脳性麻痺などの障害のある子どもとその家族は，病気や障害の診断や治療のために，乳幼児期より「医療」とともに日常生活を送っており，「医療」的な側面を優先する場合も多い．病気や障害により長期の入院や治療が余儀なくされる場合は，医療者は「医療」から「教育」へとスムーズに橋渡しをしていく必要がある．

脳性麻痺は運動機能に障害が生じるため肢体不自由に分類される．肢体不自由とは，病気やケガなどによって上肢・下肢・体幹の機能の一部または全部に障害があり，日常生活の動作が困難な状態を指す．本稿では我が国のインクルーシブ教育システムについて触れ，特別支援教育の理解を踏まえたうえで，脳性麻痺の子どもたちの多くが学ぶ肢体不自由教育特別支援学校における自立活動の指導について，医療と教育の連携に軸を置いて教育的な視点で論じる．

日本の特別支援教育

1．インクルーシブ教育システム

障害のある子どもたちをめぐる教育の動向として，近年では特別支援学校だけではなく幼稚園や小学校，中学校および高等学校（以下，小・中学校等）において発達障害を含めた障害のある子どもが学んでおり，特別支援教育の対象となる子どもの数は増加傾向にある[1]．

「共生社会の形成に向けたインクルーシブ教育システム構築のための特別支援教育の推進（報

---

* Akiko FURUKAWA，〒098-6642 北海道稚内市声問5-23-7 北海道稚内養護学校，自立活動教諭・理学療法士

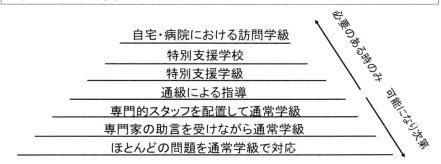

図 1. 日本の義務教育段階の多様な学びの場の連続性
(文献 2 より引用)

告)」(中央教育審議会初等中等教育分科会 2012 年 7 月)[2]では，障害のある者とない者とが同じ場でともに学ぶことを追求するとともに，個別の教育的ニーズのある子どもに対し，自立と社会参加を見据え，その時々で教育的ニーズに最も的確に応える指導の提供できる，多様で柔軟な仕組みとして，小・中学校等の通常の学級，通級による指導および特別支援学級，特別支援学校といった，子どもたちの多様な教育的ニーズに対応できる連続性のある「多様な学びの場」(図1)において，子ども1人1人の十分な学びを確保していくことが重要であるとしている．また，障害のある子どもが十分に教育を受けられるための合理的配慮[注1]およびその基礎となる環境整備(基礎的環境整備)[注2]が欠かせないとし，「合理的配慮」の否定は，障害を理由とする差別に含まれることに留意する必要がある．

2. 就学先決定の仕組み

子ども1人1人の教育的ニーズに応じた支援を保障するためには，乳幼児期を含め早期からの教育相談や就学相談を行うことにより，本人・保護者に十分な情報を提供し，保護者を含め関係者が教育的ニーズと必要な支援について共通理解を深めることにより，保護者の障害受容につなげ，その後の円滑な支援にもつなげていくこと，本人・保護者と市町村教育委員会，学校などが，教育的ニーズと必要な支援について合意形成を図っていくことが重要である．2013年に就学先決定の仕組みが改められ，学校教育法施行令の改正がなされている[1]．改正の大きなポイントは，学校教育法施行令第22条の3で定められている障害の程度(表1)であっても，本人・保護者の意見を最大限尊重(可能な限りその意向を尊重)し，教育的ニーズと必要な支援について合意形成を行うことを原則としている．また，就学後も必要に応じて学びの場を検討し変更することも重要な視点である．これらの詳細について文部科学省初等中等教育局特別支援教育課は「障害のある子供の教育支援の手引～子供たち一人一人の教育的ニーズを踏まえた学びの充実に向けて～」(2021 年 6 月)[3]を作成しているので参照されたい．

2022 年 9 月に国連の障害者権利委員会による日本政府への勧告で，日本のインクルーシブ教育システムと特別支援教育が注目された．障害のある子どもとその家族を支援する医療・療育・福祉の関係者は，我が国の教育の現状を知ったうえで，専門的な見地から就学についての指導・助言が望まれる．

表 1. 学校教育法施行令第 22 条の 3 の障害の程度に該当する児童生徒について

学校教育法（昭和二十二年法律第二十六号）（抄）

第七十二条 特別支援学校は，視覚障害者，聴覚障害者，知的障害者，肢体不自由者又は病弱者（身体虚弱者を含む．以下同じ．）に対して，幼稚園，小学校，中学校又は高等学校に準ずる教育を施すとともに，障害による学習上又は生活上の困難を克服し自立を図るために必要な知識技能を授けることを目的とする．

第七十五条 第七十二条に規定する視覚障害者，聴覚障害者，知的障害者，肢体不自由者又は病弱者の障害の程度は，政令で定める．

学校教育法施行令（昭和二十八年政令第三百四十号）（抄）

第二十二条の三 法第七十五条の政令で定める視覚障害者，聴覚障害者，知的障害者，肢体不自由者又は病弱者の障害の程度は，次の表に掲げるとおりとする．

区　分	障害の程度
視覚障害者	両眼の視力がおおむね〇・三未満のもの又は視力以外の視機能障害が高度のもののうち，拡大鏡等の使用によつても通常の文字，図形等の視覚による認識が不可能又は著しく困難な程度のもの
聴覚障害者	両耳の聴力レベルがおおむね六〇デシベル以上のもののうち，補聴器等の使用によつても通常の話声を解することが不可能又は著しく困難な程度のもの
知的障害者	一　知的発達の遅滞があり，他人との意思疎通が困難で日常生活を営むのに頻繁に援助を必要とする程度のもの 二　知的発達の遅滞の程度が前号に掲げる程度に達しないもののうち，社会生活への適応が著しく困難なもの
肢体不自由者	一　肢体不自由の状態が補装具の使用によつても歩行，筆記等日常生活における基本的な動作が不可能又は困難な程度のもの 二　肢体不自由の状態が前号に掲げる程度に達しないもののうち，常時の医学的観察指導を必要とする程度のもの
病弱者	一　慢性の呼吸器疾患，腎臓疾患及び神経疾患，悪性新生物その他の疾患の状態が継続して医療又は生活規制を必要とする程度のもの 二　身体虚弱の状態が継続して生活規制を必要とする程度のもの

（備考）
一　視力の測定は，万国式試視力表によるものとし，屈折異常があるものについては，矯正視力によつて測定する．
二　聴力の測定は，日本産業規格によるオージオメータによる．

（文部科学省初等中等教育局特別支援教育課：通常の学級に在籍する障害のある児童生徒への支援の在り方に関する検討会議（第 6 回）会議資料 3　通常の学級に在籍する学校教育法施行令第 22 条の 3 の障害の程度に該当する児童生徒の現状について（2022 年 12 月 16 日）より引用）

なお，文部科学省は「障害による（障害のある）」「障害によらない（障害のない）」と接頭辞を使い分けて特別な教育的ニーズという言葉を修飾している[4]．ここでは詳細は触れないが，障害のない子どもたちの特別な教育的ニーズがあることも付け加えておく．

3．個々に応じた自立活動の指導

障害のある児童生徒の場合は，その障害によって，日常生活や学習場面において様々なつまずきや困難が生じる．そのため，小・中学校等の児童生徒と同じように心身の発達の段階などを考慮して教育するだけでは十分ではない．個々の障害による学習上または生活上の困難を改善・克服するための指導が必要である．その指導が，自立活動である．特別支援教育において，自立活動は指導の要である．

特別支援学校においては，小・中学校等と同様の各教科などに加えて，自立活動の領域を設定し，それらを指導することによって，児童生徒の人間として調和のとれた育成を目指している．また，個々の児童生徒の実態に応じて適切な指導を行うために，各教科や自立活動の指導は，個別の指導計画を作成し，指導目標，指導内容および指導方法を明確にしている[5]．

小・中学校等の特別支援学級や通級による指導[注3]においても，児童生徒の障害の状態などから小学校または中学校の教育課程をそのまま適用することが必ずしも適当でない場合は，特別支援学級においては，特別の教育課程を編成する場合に，「障害による学習上又は生活上の困難を克服し自立を図るため，特別支援学校小学部・中学部学習指導要領第 7 章に示す自立活動を取り入れること．」と示されている．同様に，通級による指導においても，特別の教育課程を編成する場合については，「特別支援学校小学部・中学部学習指導要領第 7 章に示す自立活動の内容を参考とし，具体

的な目標や内容を定め，指導を行うものとする.」
と示されている. 特別支援学校同様，個別の指導
計画が作成されている[5].

　小学校または中学校などの通常の学級に在籍し
ている児童生徒の中には，通級による指導の対象
とはならないが，障害による学習上または生活上
の困難の改善・克服を目的とした指導が必要とな
る児童生徒がいる. 小学校学習指導要領または中
学校学習指導要領では，特別な配慮を必要とする
児童生徒への指導を行う場合に，「特別支援学校
等の助言又は援助を活用しつつ，個々の児童の障
害の状況等に応じた指導内容や指導方法の工夫を
組織的かつ計画的に行うものとする.」と示されて
いる. また，個別の教育支援計画[注4]や個別の指導
計画を作成するなど，必要な支援を考えていくこ
とが望まれるとしている[5].

　我が国の特別支援教育に自立活動の領域が設定
されていることから，障害のある子どもが，多様
な学びの場において，障害による学習上または生
活上の困難を改善・克服するための指導が用意さ
れていることを示している.

4．特別支援学校への医療職の導入とその意義

　特別支援学校小学部・中学部学習指導要領第7
章第3の5(文部科学省，2017)[6]では，「自立活動
の指導は，専門的な知識や技能を有する教師を中
心として，全教師の協力の下に効果的に行われる
ようにするものとする.」とされている. また，第
7章第3の6では，「児童又は生徒の障害の状態等
により，必要に応じて，専門の医師及びその他の
専門家の指導・助言を求めるなどして，適切な指
導ができるようにするものとする.」とされている.

　自立活動の指導は，個々の児童生徒の障害の状
態に応じて，専門的な知識や技能が必要とされ
る. その指導内容は，1人1人の障害の状態に応
じて指導目標，指導内容が吟味されたオーダーメ
イドの指導内容となる. 肢体不自由教育は，障害
の特性からほかの障害種と違い，障害の状態の改
善・克服を図るための指導とその指導者について
議論がされてきており[7]，肢体不自由教育特別支

援学校は，医療機関と連携を密にしてきた.

　障害の重度・重複化，多様化が進み，教師に専
門的な知識・技能の向上がより一層求められる背
景から，「今後の特別支援教育の在り方について
(最終報告)」(文部科学省，2003)[8]では，理学療法
士・作業療法士・言語聴覚士を積極的に学校教育
に導入することが明記され，中央教育審議会答申
(2005年)[9]を機に，理学療法士，作業療法士，言
語聴覚士，視能訓練士，心理職，看護師などの医
療職を外部専門家と位置付けて，国や自治体は本
格的に導入し現在に至っている. また，医療的ケ
アが必要な児童生徒の増加に伴い，学校への看護
師配置・派遣・巡回事業が推進されているが，市
が独自に教育委員会，学校，市立病院と連携し，
病院から看護師が学校に派遣される例も見られ
る[10]. また，学校が近隣の民間の病院に委託・連
携し，理学療法士などを外部専門家として派遣し
ている例や，地域によっては理学療法士会・作業
療法士会・言語聴覚士会が県の教育委員会から委
託を受けて派遣している例もある. その取り組み
は地方自治体によって様々である. また，保育所
等訪問支援として，理学療法士や作業療法士など
が特別支援学校のほか，保育園・幼稚園，小・中
学校等に出向き，介入支援も行われている[11].

　一方，「自立活動の指導の専門的な知識や技能
を有する教師」として，理学療法士や作業療法士
などの医療職者を，自立活動教諭[注5]の採用，特別
免許状による教員としての採用[注6]，実習助手[注7]
としての採用，医療職種のままの採用など(以下，
自立活動教諭等)，地方自治体では独自の取り組
みをしている[11][12]. これらの医療職者は医療的な
知識・技術をもって特別支援学校の自立活動の指
導にあたり，外部専門家とは異なり特別支援学校
の現場に常勤していることから内部専門家と呼ば
れている[7].

　筆者である古川[13][14]は，自立活動教諭の役割と
業務内容について7項目を挙げ，内部の専門家の
利点として10の項目を挙げて整理している. 自立
活動教諭等の導入の意義と役割を明確にすること

は，医療職を導入していくうえで重要である[15]．

　地方自治体や特別支援学校によって，外部専門家の導入や内部専門家の配置についての取り組みには違いがあるが，医療職が学校に介入することの意義は，障害の重度・重複化，多様化により学校に導入されている背景があることから，障害のある児童生徒が安全・安心して，豊かな学校生活を送る基盤を整えることであり，主体的に学習に取り組めるための教育活動を支えることである．このような観点をもって医療職が学校に介入すべきである．

肢体不自由教育の自立活動の指導と
医療・療育機関との連携，卒業後の生活

1．就学前の医療と教育の連携

　肢体不自由の子どもは，乳幼児期から小児科・整形外科・リハビリテーション科を定期的に受診している．また，児童発達支援センター，通園施設，児童発達支援事業所などに複数通所している場合もある．多くの小学校や特別支援学校では，教育委員会からの就学先の決定がされたのち，入学前に，入学にあたっての説明や学校生活について，医療的ケアが必要な児童についてはその説明のために，子どもと保護者が学校に来校する日を設けている．どのような治療や療育を受けているのか，医師や理学療法士・作業療法士，言語聴覚士，保育士などからの情報提供は，学校生活や自立活動の指導，合理的配慮には欠かせない．そのため，保護者に依頼・承諾を得て，入学後に情報提供を受ける場合が多い．

　特別支援学校への就学の希望があっても，特別支援学校が遠方で通学が難しい場合は，特別支援学校に寄宿舎があれば入舎の検討や，居住地の小学校の特別支援学級への就学が検討される．また，病気や障害などの理由で通学が困難な場合は，特別支援学校の訪問教育の対象となる．

　居住地の小学校に入学の場合は，校舎やトイレなどが車椅子の対応がなされているか，教室と体育館，音楽室などの特別教室への移動手段，医療

的ケアについては，その手続きのみならずケアの実施場所の検討など，早い時期から相談することが必要となる．就学予定の学校は，食事，排泄，教室の移動補助や学習活動上のサポートを行う特別支援教育支援員[注8]の配置の検討も必要となる．

　特別支援学校は，特別支援教育に関する相談・情報提供などセンター的機能[注9]の役割を担っており，特別支援教育コーディネーターを任命された教員がその業務にあたっている．保護者が教育や就学について不安を感じていれば，就学が1年以上先でも保護者の意向や思いを聞き，地域の特別支援学校や特別支援教育センターの教育相談を進めてほしい．保護者は「兄弟姉妹と一緒の学校に入学させたい」，「近くの学校に通わせたい」との思いも強い．就学先を検討する際には，保護者の思いを汲み取りながら，子どもの発達段階や障害の程度を踏まえ，現段階でどの学びの場が良いのかという視点に立ち，関係者との丁寧な協議を重ねる必要がある．

2．肢体不自由教育の自立活動の指導

　肢体不自由教育特別支援学校では，外部専門家の指導・助言を自立活動の指導に活かし，教員と内部専門家である自立活動教諭等が協働して，各教科の学習や自立活動の指導を行っている．自立活動教諭等は，自立活動の指導の専門家として，児童生徒の障害の状態や学習，生活上の課題を担任と一緒に考えることで，指導の下支え的な役割を担っている[16]．

　自立活動の時間は，児童生徒の実態や学習状況に応じて必要な時数が設定されており，国語や算数・数学，体育や音楽などの各教科と併せて，時間割に組み込まれている．特に，筋緊張が強い児童生徒は，1時間目に自立活動の時間で体を緩めるなどの体操を行うことで，2時間目以降の学習での上肢操作がしやすくなる．痰の排出が難しい児童生徒では，給食前の時間の学習で，体の緊張を緩め痰が出しやすいようにうつ伏せの姿勢で学習を行うことで，食事での口の動きがスムーズになるなど，自立活動の時間の指導は，学習や学校

生活と密接な関わりをもたせて考えることが必要とされる.

自立活動の指導内容は,図や写真で視覚化し,目標や指導上の配慮事項などを記載したカードを作成するなど,児童生徒が主体的に取り組めるように工夫をしている.指導者が替わっても取り組みが継続されることに加え,長期休業中は,家庭や利用している通所事業所での取り組みに活かされている.

麻痺や筋緊張のため書字が困難な場合や円滑な会話ができない児童生徒などは,スイッチや視線入力装置などを活用してパソコンやタブレット端末を操作し文字を入力したり,読み上げ機能を使って文章を読んだりするなど,ICTを活用した学習が行われている.ICTの活用は,eスポーツや仮想空間の中をアバターで動き回り社会体験を可能とするメタバースで活動するなど,余暇活動や就労にもつながる.

3.成長期に伴う医療と教育の連携

成長期では,側弯や脱臼,四肢の関節の拘縮の予防の観点から,車椅子や姿勢保持装置,体幹装具,下肢装具や靴(以下,補装具等)など,児童生徒の身体状況や学校生活に応じた適切な使用方法や頻度の検討,頻回な調整や修理が必要となる.

肢体不自由教育特別支援学校の多くは,近隣の医療機関や療育機関に委嘱し,整形外科医やリハビリテーション科医が非常勤医師として派遣され,定期的に学校に来校している.来校の目的は,自立活動の指導内容についての相談,学校や家庭で必要な補装具等についての相談,整形外科的な相談が主な内容である.

補装具等の申請では,児童生徒とその保護者,医師,担任や自立活動教諭等,そして補装具等を作製する業者と,実際に使用する学校で相談ができるため,学習や生活に即した補装具等を検討・作製できる.また,車椅子や姿勢保持装置などの仮合わせでは,一定期間学校で仮使用し評価することも可能である.

医療機関で補装具等の相談をする場合は,学校での様子や活動内容を伝え,補装具等の申請内容についての相談を行ったり,整形外科的な治療やリハビリテーション治療などで入院し退院の際には,学校での配慮事項や自立活動の指導内容について,医師や理学療法士などから指導・助言を受けるため,必要に応じて担任や自立活動教諭等が医療機関に出向いたりする.

個別の教育支援計画には,学校や医療機関で申請や修理をした補装具等の申請時期や内容の履歴が記載される.特別支援学校高等部を卒業すると,医療機関や身体障害者更生相談所で補装具等の申請,修理について相談することとなるため,学校で補装具等の相談を行ってきた生徒にとって,個別の教育支援計画は重要である.

4.学びの場の変更と進学,卒業後の生活

特別支援学校小学部に入学したが,途中から居住地の小学校に転校するなど,子どもの学習状況や障害の状況,通学状況に応じて学びの場の変更は義務教育段階においては,年度の途中でも変更は可能である.

肢体不自由教育特別支援学校で小学校・中学校に準じて各教科を学んできた生徒は,高等学校を受験し進学したり,特別支援学校高等部卒業後に大学へ進学したり,公務員試験を受けて障害者雇用枠で就労する生徒もいる.そのような生徒の中には,思春期頃から自分の障害や両親・友人との関係性にについて悩んだり,学習の遅れに戸惑ったりするなどで,心と身体のバランスを崩し,スクールカウンセラーに相談したり,児童精神科に受診したりする生徒もいる.なお,大学では,障害学生を支援する部署が設置されており,必要な支援についての相談に応じている.

特別支援学校では,小学部・中学部・高等部に進路担当者を置き,学部ごとに担任と進路相談を行い,高等部卒業後の生活を小学部段階からイメージできるようにしている.高等部では,大学進学を考えている生徒は大学の見学や体験をしたり,卒業後に利用したいと考えている事業所などへの職場体験や実習するなど,卒業後の進路の道

筋をつけている.

　高等部卒業後は一人暮らしを希望し障害者グループホームで新しい生活をスタートし，日中は生活介護事業所や就労継続支援B型事業所に通所するという進路を選択する場合や，自宅から入浴サービスや理学療法などが受けられる生活介護事業所を複数通所している場合も多い．在学中から定期的にショートステイが可能な事業所や施設を複数利用している場合や，親亡き後を考えて施設入所の待機待ちをし，空きがでたため高等部卒業を前に施設入所する生徒もいる．また，学校卒業後，医療的ケアが必要など重い障害のために，通所施設などの毎日の利用が難しい重度障害者を対象とした，訪問型生涯学習支援「訪問カレッジ」の活動をしているNPO団体などが全国に広がっている[17]．2023年3月発表の障害者基本計画（令和5年度〜令和9年度）[18]には，「障害者が生涯にわたり教育やスポーツ，文化などの様々な機会に親しむことができるよう，訪問支援を含む多様な学習活動を行う学びの場やその機会を提供・充実する」とされており，訪問型生涯学習支援の制度創設への追い風となっている．

おわりに

　「連携」は，双方の役割が理解されているからこそ，共通の目的に向かうことができ，それぞれが主体的に協力関係を構築していく相互関係である．医療と教育，そして福祉の連携により，障害のある子どもたちが，多様な学びの場で豊かな深い学びを得て，自らの夢を持ち，生涯学び続けることができる社会となる未来を想像する．本稿がそのような一助となればと思う．

注1）合理的配慮とは，障害のある子どもが，他の子どもと平等に教育を受けられるように，学校が必要かつ適当な変更・調整を行うことであり，均衡を失したまたは過度の負担を課さないものとされている．

注2）基礎となる環境整備（基礎的環境整備）とは，「合理的配慮」の基礎となるもので，障害のある子どもに対する支援について，法令に基づきまたは財政措置により行う教育環境の整備のことである．

注3）通級による指導とは，小学校，中学校，高等学校などで，通常の学級での学習や生活におおむね参加でき，一部特別な指導を必要とする児童生徒に対して，各教科などの授業は通常の学級で行いつつ，障害に応じた特別の指導を「通級指導教室」などと呼ばれる特別の場で行う指導形態を言う．通級による指導においても，「特別の教育課程」を編成して指導を行う．

注4）個別の教育支援計画とは，障害者基本計画（2002年12月）に規定された「個別の支援計画」のうち，教育機関が中心となって作成するものを言う．子どもの障害の状態などにに関わる様々な関係者が共有化できるよう，教育的支援の目標や内容，関係者の役割分担などについて，比較的長い期間で計画が作成されるものである．また，「個別の教育支援計画」は，本人や保護者が主体的に活用することが望ましいことから，作成にあたっては，子ども1人1人のニーズを的確に把握するとともに，保護者の意見を取り入れながら，作成することが必要である．

注5）自立活動教諭の免許状は，広く一般社会に人材を求め，教員の確保を図るため，大学などにおける通常の教員養成のコースを歩んできたか否かを問わず，教員として必要な資質，能力を有すると認められた者に教員への道を開くため，文部科学省において教員資格認定試験を実施し，その試験実施事務を独立行政法人教職員支援機構が行っている．この認定試験に合格した者は，都道府県教育委員会に申請すると，合格した種目に応じて特別支援学校自立活動教諭の一種免許状が授与される．これらの免許状を有する者は，特別支援学校および特別支

援学級において，自立活動のみを担当することができる．

注6）特別免許状は，教員免許状を持たないが優れた知識経験などを有する社会人などを教師として迎え入れることにより，学校教育の多様化への対応や，その活性化を図ることを目的として都道府県教育委員会が授与する免許状である．有効範囲は，授与を受けた自治体内である．

注7）実習助手とは，学校教育法第60条第4項で，高等学校での実験または実習について教諭の職務を助けるとされ，第82条により特別支援学校に準用されるとされている．法令上教員免許状を必要としない職である．特別支援学校では，医療の専門職を実習助手として採用している自治体もある．

注8）特別支援教育支援員とは，幼稚園，小・中学校，高等学校において障害のある児童生徒に対し，食事，排泄，教室の移動補助など学校における日常生活動作の介助を行ったり，発達障害の児童生徒に対し学習活動上のサポートを行ったりする．特別支援教育支援員を配置するために必要な経費を地方財政措置としている．

注9）特別支援学校は，小・中学校等の教員への支援機能，特別支援教育に関する相談・情報提供機能，障害のある児童生徒などへの指導・支援機能，関係機関などとの連絡・調整機能，小・中学校等の教員に対する研修協力機能，障害のある児童生徒などへの施設設備などの提供機能といったセンター的機能を有している．インクルーシブ教育システムの中で重要な役割を果たすことが求められている．

文 献

1）文部科学省：特別支援学校教育要領・学習指導要領解説　総則編（幼稚部・小学部・中学部），2-6，開隆堂出版，2018.

2）文部科学省：共生社会の形成に向けたインクルーシブ教育システム構築のための特別支援教育の推進（報告）．中央教育審議会初等中等教育分科会，2012.
〔https://www.mext.go.p/b_menu/shingi/chukyo/chukyo3/044/attach/1321669.htm〕

3）文部科学省：障害のある子供の教育支援の手引〜子供たち一人一人の教育的ニーズを踏まえた学びの充実に向けて〜．文部科学省初等中等教育局特別支援教育課，2021.
〔https://www.mext.go.jp/a_menu/shotou/tokubetu/material/1340250_00001.htm〕
Summary 3編から構成されており，教育支援の基本的な考え，就学先決定のプロセス，障害種ごとの教育的ニーズを具体的に解説している．

4）細淵富夫ほか：特別の支援を必要とする子供の理解，1-2，建帛社，2023.

5）文部科学省：特別支援学校教育要領・学習指導要領解説　自立活動編（幼稚部・小学部・中学部），21-23，開隆堂出版，2018.

6）文部科学省：特別支援学校　幼稚部教育要領　小学部・中学部学習指導要領，文部科学省，201，2017.

7）今野邦彦：肢体不自由教育における自立活動指導者の専門性の変遷，北海道大学大学院教育学研究院紀要，13（1）：87-96，2014.

8）文部科学省：今後の特別支援教育の在り方について（最終報告）．特別支援教育の在り方に関する調査研究協力者会議，2003.
〔https://www.mext.go.jp/b_menu/shingi/chousa/shotou/054/shiryo/attach/1361204.htm〕

9）文部科学省：特別支援教育を推進するための制度の在り方について（答申）．中央教育審議会，2005.
〔https://www.mext.go.jp/b_menu/shingi/chukyo/chukyo0/toushin/05120801.htm〕

10）永谷智恵ほか：A市における通常学校で医療的ケア児を支える看護師の支援の足跡—2度の調査から—．名寄市立大学紀要，（18）：41-48，2024.

11）公益社団法人日本理学療法士協会：学校保健・特別支援教育における　理学療法士による介入支援システム全国事例集．53-84，2021.
〔https://saitama-pt.or.jp/wp-content/uploads/2021/04/casestudies_210401.pdf〕

12）今野邦彦：肢体不自由教育における自立活動に関わる指導者の採用と配置—教育委員会担当者への質問紙調査から—．発達障害研，45（3）：259-

270, 2023.

13) 古川章子：北海道の特別支援学校における自立活動教諭の役割. 第62回全国肢体不自由教育研究協議会京都大会ポスター抄録集, 29, 2016.

14) 古川章子：第2章 学校事例編 第1節 北海道手稲養護学校の自立活動の指導 隣接の医療機関と連携した自立活動の指導の充実に向けた取り組み―「内部の専門家」である自立活動教諭の役割とその実践―, よく分かる！自立活動ハンドブック3 指導をよりよいものへ, 50-62, ジアース教育新社, 2022.

Summary シリーズ本であり, 1巻は「指導すべき課題を導く」, 2巻は「指導を計画する」, そして本書である. 1〜3巻すべてに, サブテーマの解説と特別支援学校の取り組み2事例, 教育課程ごとに具体的な指導15事例が掲載されており, 自立活動の指導の初心者の案内書となる.

15) 古川章子：北海道の自立活動教諭の導入の背景とその専門性―北海道の肢体不自由児の療育と教育の変遷から―. 北海道大学大学院教育学研究院紀要, **137**：145-169, 2020.

16) 古川章子：在宅生活を生き生き過ごすために20 在宅支援者リレー「自立活動教諭として寄り添い伴走する支援〜ゆいさんの小学部6年間から〜」, 社会福祉法人全国重症心身障害児(者)を守る会, 両親の集い, **745**(11・12)：20-24, 2020.

17) 重度障害者・生涯学習ネットワーク：令和5年度文部科学省「地域連携による障害者の生涯学習機会の拡大促進」「重度医療的ケア者対象の訪問型生涯学習支援」に関する実践研究 報告書, 2023.

18) 内閣府：障害者基本計画(令和5年度〜令和9年度), 2023.
〔https://www8.cao.go.jp/shougai/suishin/pdf/kihonkeikaku-r05.pdf〕

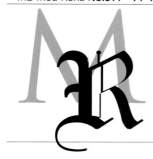

特集／知っておきたい！脳性麻痺のリハビリテーション診療

脳性麻痺の補装具療法

土岐めぐみ*

Abstract 補装具は，筋緊張異常や筋力低下を示す脳性麻痺の患者の治療に重要な要素である．脳性麻痺の全体のマネジメントの中に，「姿勢ケア」の考え方がある．「姿勢ケア」は，臥位・座位・立位の姿勢保持，装具，運動や各種セラピー，薬物や手術療法などで構成され，補装具が担う役割は大きい．補装具療法の目的は，姿勢や上肢機能の改善，歩行や移動効率の向上，拘縮や変形の進行予防または遅延，不快感や痛みの軽減，組織損傷の予防または治療である．それらの成果によって，機能や発達が促され，社会参加が進み，脳性麻痺を持つ子どもたちとその家族の希望や目標を楽しく達成する一助を目指したい．装具療法は，いつ，どこで，誰が，何の目的で使用するのか明確にし，目的達成のために関わるチームの各々がどういった役割を得るのか検討したい．残念ながら，体系立った脳性麻痺の装具に関するエビデンスの構築は不十分であり，今後の検討が望まれる．

Key words 脳性麻痺(cerebral palsy)，補装具(orthosis)，下肢装具(lower limb orthosis)，体幹装具(spinal orthosis)，車椅子(wheelchair)，姿勢ケア(postural management/postural care)

はじめに

脳性麻痺の患者に補装具を処方する時は，小児であること，1人1人が持つ症状や環境による個別性も大きいため，ほぼオーダーメイドになることが多く，既製品をそのまま使用することは限定的である．補装具を利用するためには，治療用装具として保険医が処方するか，以下のような条件であれば，障害者の日常生活及び社会生活を総合的に支援するための法律(以下，障害者総合支援法)にて補装具費の支給が受けられる．すなわち，障害者が日常生活を送るうえで必要な移動などの確保や，就労場面における能率の向上を図ることおよび障害児が将来，社会人として独立自活するための素地を育成助長することを目的とした場合(厚生労働省HP[1]より)，とされている．法律上の障害者とは，都道府県知事から身体障害者手帳の交付を受けたものとされ，障害者以外に一部の難病患者(令和6年で369疾病)も，補装具費支給の対象者である．脳性麻痺の患者で障害者総合支援法により支給される補装具は，装具，姿勢保持装置，車椅子，電動車椅子，歩行器，歩行補助杖，重度障害者用意思伝達装置などである．前述のような目的で，身体障害児(18歳未満)のみに支給される補装具として，座位保持椅子，起立保持具，頭部保持具，排便補助具が認められている．

補装具の種目，購入等に要する費用の額の算定等に関する基準は，厚生労働省のHP[2]やテクノエイド協会のHP[3]などで確認できる．頻回に基準の変更があり，義肢装具士や関連業者と相談しながら，部品などを決めていく．参考までに筆者が関わっている特別支援学校の自立活動内での5年

---

* Megumi TOKI, 〒060-8543 北海道札幌市中央区南1条西17 札幌医科大学医学部リハビリテーション医学講座

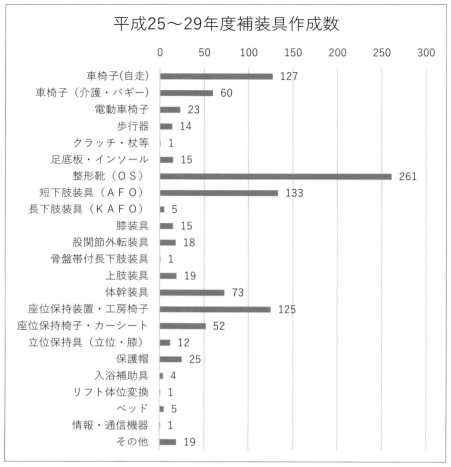

図 1. 特別支援学校での補装具種類別作成数
生徒数は延べ691名/5年間で,対象者は6〜18歳で,比較的重度の児童生徒が多い.未就学児は入っておらず,脳性麻痺以外の疾患も含まれる.他の小児関連施設では,より軽度の対象児や未就学児も含まれるため,靴型装具よりも足底装具の処方が多い.

分の補装具処方数を示す(**図1**).

脳性麻痺の装具に関しての考え方として,瀬下[4]や藪中[5]の意見,後述する姿勢ケアに関してのNICE(National Institute for Health and Care Excellence;英国国立医療技術評価機構)の提案[6]が参考になるため,文献をご参照頂きたい.NICEによる装具療法の目的は,① 姿勢の改善,② 上肢機能の改善,③ 歩行効率の向上,④ 拘縮進行の予防または遅延,⑤ 股関節脱臼の予防または遅延,⑥ 不快感や痛みを軽減,⑦ 組織損傷の予防または治療(例:褥瘡など)であるとされている.本人や親,介護者の評価と目標を特定した全体のマネジメントの中の1つとして,装具療法は,いつ,どこで,誰が,何の目的で使用するのか明確にし,目的達成のために関わるチームの各々がどういった役割を得るのか検討できれば,理想的であろう.残念ながら,体系立った脳性麻痺の装具に関するエビデンスの構築は不十分であり,私見が中心であることをご容赦いただきたい.

上肢装具

脳性麻痺の原因として多いと言われる脳室周囲白質軟化症であれば,通常上肢の方が下肢よりも機能が良いことが多い.また,上肢の機能を装具で補うことは非常に難しく,上肢装具は機能目的で作られる場合は,限定的な場面の使用(手関節支持や手指対立位を補助することで食事や書字・タブレット操作などを容易にするなど)かつ本人

に受け入れられなければ使われない．変形進行予防目的の肘関節・手関節や手指装具は，装着が困難なため，介助者がいる環境が必要となる．痙縮で手指の伸展制限で清潔が保てないなどの症状があれば，ボツリヌス療法を併用することもある．

下肢装具

下肢装具は，麻痺や痙縮の影響を受けた足部に対して安定した支持基底面を作ること，筋力低下を補う支持性を持たせること，関節の自由度を制限し，限られた動力のベクトルを単純化し，獲得したい課題や動作の難易度を下げる目的で作成することが多い．しかし，成長により短期間で足部の形が変わり，成人よりも皮膚が弱く，厳密に装具を足部に合わせて装着することも難しい．就学前は歩行困難であれば靴を履く機会がそれほどなく，通っている保育所や幼稚園などの受け入れが不十分である場合もある．室内用装具は，床座位を取る際はかえって動作を阻害する可能性もあるなど，条件は多様である．そのため，市販のハイカットシューズにインソールを用意することが多い．下肢装具ではなく，立位の安定と歩行を進める目的で足袋式の足底装具を作ることはある．

短下肢装具の種類は様々であり，RCTを組むことも困難なため，システィマティックレビューでも高いエビデンスはないと言われている[7]．しかし，装着により様々な歩行パラメーターの改善やエネルギー消費の削減が報告されている．立位や歩行・歩行器歩行などができるお子さんであれば，裸足で立位や歩行をしてもらい，装具を試し，セラピストと部品や設定を検討して決定している．靴型装具と下肢装具の足底は，補高や各種ヒールの補正，足底の補正を検討する．下肢装具に継手をつける場合は，どういった目的で制限や補助を盛り込むか相談する．高価な足継手は，見本品を借りて，試せる場合もある．ベルトの走行や向きでアライメントを調節し，素材の違いやトリミングは，装着感や装着のしやすさ，可撓性などに影響を与える．現在使用している装具の破損（部分的な摩耗や変形など）や素材の損傷程度は，使用者の情報をもたらすため，作り替え時に観察することで，装具設定の改善点などのヒントをもらえることがある．

成人の脳血管疾患などと違い，足部の変形が著しく，装具による疼痛や不快感の訴えなどが乏しいため，仮合わせ時には必ず裸足にして皮膚状態を確認している．足部の変形（内反・外反，凹足・扁平，尖足・踵足など）のほかに爪のトラブル（爪肥厚，感染症，陥入爪など）や足趾の変形（外反母趾・内反小趾，足趾の重なりや槌趾変形など），胼胝や鶏眼も多く，装具の調整や使い方の確認以外に，フットケアの指導や外用薬の処方，他科受診の必要性検討のきっかけになる．痙縮が下肢機能を阻害していれば，ボツリヌス療法や手術療法などの治療を検討し，拘縮の治療の必要があれば，夜間装具などの持続的な伸長目的の装具療法を考慮する．

股関節亜脱臼が進行している際，手術治療などを希望しないかできない場合など，また手術後に股関節装具を作成することがある．筋緊張がそれほど強くなく，ボツリヌス療法と組み合わせることで，亜脱臼の進行が抑制できる症例もある（**図2**）．患児によっては，股関節装具を立位や座位時にも装着し，それぞれの姿勢が安定する要素も期待できる．臥位時にwindblow肢位を長時間とることは，様々な機能低下につながり[8]，できるだけコントロールしたいと考えている．

体幹装具

脳性麻痺に伴う側弯を治療する装具療法のエビデンスはないと言われている．しかし，座位保持および上肢操作の向上，症例によっては側弯の進行も抑制できる症例を経験しており，成長期に伴う変形が急激に進行しやすい時期は，積極的にすすめている[9]．また，成人期から装具療法を開始しても，側弯進行をある程度抑制できる症例も見受けられ（**図3**），車椅子や座位保持装置の複雑な調整が不要になる利点もある．

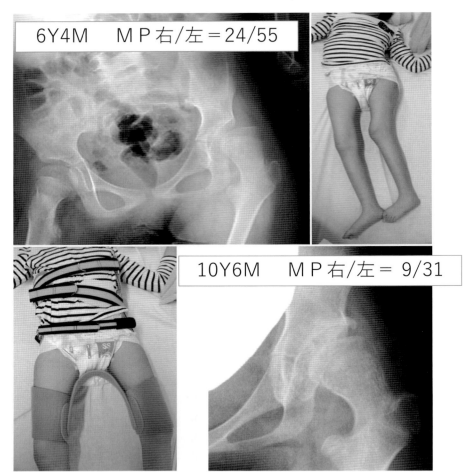

図 2. ボツリヌス療法と股関節装具で MP が改善した症例
脳性麻痺(GMFCS V)6歳からボツリヌス療法，7歳から装着が簡便で弾性のある素材で作った軟性の股関節装具を作成し，動的脊柱装具と併用している．股関節の MP は改善している．
MP：migration percentage

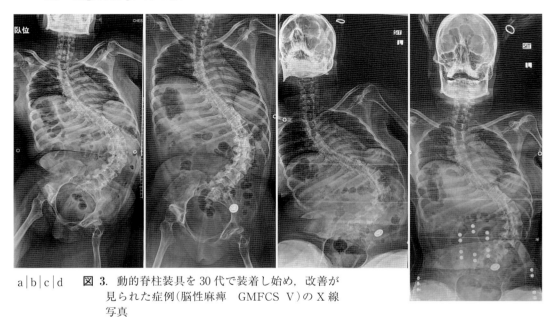

a | b | c | d 　図 3. 動的脊柱装具を 30 代で装着し始め，改善が見られた症例(脳性麻痺　GMFCS V)の X 線写真
　　a，b：臥位(コブ角)　　a：装着前(103°)　b：3 年後(85°)
　　c，d：60 度の傾斜座位(コブ角)　c：装具なし(111°)
　　　d：装具(動的脊柱装具)

車椅子・電動車椅子・姿勢保持装置

車椅子は自走用と介助用を選択したのち，リクライニングとティルト機構の必要性を考え，各種構造部品を検討していく．頻度は少ないが，三肢麻痺タイプの患児は片手駆動式の自走車椅子を乗りこなせることがある．本人と車椅子座面や背もたれのサイズはもちろんだが，車椅子本体と使用する環境（室内やエレベーター，使用する車，介助者の都合など）との適合のために前後や上下，幅のサイズ確認も重要である．

電動車椅子は標準型と簡易型の選択をし，電動アシストや電動リフト，リクライニング・ティルトの適応を検討する．

長時間使用することを考えて，座位保持の環境も重要であり，背もたれやヘッドサポート，クッションの選択，ベルトやパッド類など各種部品を調整していく．

座位保持困難であれば，車椅子以外に姿勢保持装置を作成し，日常生活の食事や学習などで使ってもらう．立位保持装置は，座位や立位が困難な患児に，立位姿勢をとらせる目的に作成する．臥位保持装置は，姿勢反射を利用して筋緊張異常を緩和し，体幹のストレッチをすることや呼吸リハビリテーションが必要な患児に作成している．

姿勢ケア（postural management）の考え方

2000年ころより，24時間姿勢ケアの考え方がイギリスより伝わってきている[10]．2006年に出された，姿勢ケアの合意声明[11]の要点を紹介する．姿勢ケアプログラムの定義は，子どもの姿勢と機能に影響を与えるすべての活動と介入を包括するように計画されたアプローチであり，プログラムは1人1人の子どもに特別に合うように作られ，特別なシーティング，夜間支援，立位保持具，活発な運動，装具，手術，個々のセラピーなどが含まれるとされる．姿勢ケアの要点の一部を以下に紹介する．

① 個別に調整された姿勢管理プログラムは，脳性麻痺の子どものコミュニケーション，認知および機能スキルを促進し，参加を強化するのに役立ち，子どもの快適性を高め，変形を軽減することを目的とする．

② 方針は，GMFCS（gross motor function classification system：粗大運動機能分類システム）によって決められる．

③ GMFCS Ⅳ・Ⅴの子どもは，できるだけ早く生後は臥位，生後6か月から座位，1歳から立位で24時間姿勢ケアを始めるべきである．

④ GMFCS Ⅲの子どもは，早期から姿勢活動を強調したプログラムが必要である．

⑤ 筋肉や靱帯，関節，骨などの変形の進行のサインを見逃さないように，定期的に検査する．

⑥ 変形を予防するために，補装具や活動，手術などを含めた統合的なアプローチとして提供される．
　どのように決定するかは，以下の面を踏まえて選ばれる．
- 子どもの状態や機能，痛みの程度，睡眠の評価，股関節亜脱臼の程度，予後．
- 社会的・情緒的な面への治療の影響．

⑦ 姿勢ケアの道筋と研修は，専門家，両親，業者，教員，ヘルパーなど子どもに関わるすべての人たちが，姿勢ケアについて積極的に理解し，実施していくために必要．

この20年で姿勢ケアの考え方は，広まっているが，残念ながらエビデンスという面では不十分である[12)13)]．しかし，姿勢ケアの考え方のゴールとしては，① 変形や拘縮を防ぎ，手術を遅延または回避，② 清潔維持や皮膚トラブルなどの予防，③ 疼痛や不快感を軽減，④ 動きを容易にする，⑤ インクルージョンを容易にする，⑥ コミュニケーションを容易にする，⑦ 内科的合併症の予防，⑧ 介護されやすい身体状況の維持，などが挙げられる．左右対称の姿勢であれば，座位や臥位で偏った姿位にはなりづらく，股関節亜脱臼や側弯の進行速度も遅らせ，手術時期の遅延や回避につながる．座位が整えば，頭部のコントロールや上肢操作の発達も見込める．長時間の座位が容易になれ

ば，外出や他者との関わりが増える．側弯などで影響される．消化機能・呼吸機能の問題が避けられ，皮膚トラブルや疼痛も回避できる．介護負担が少なければ，患児の選択肢は増えると考えられる．

ただ，多くの費用や負担をかけることが本当に患児のためになっているかどうかは，常に検討されるべきであり，筆者は成長期に注力した後，成人期にはそれぞれの環境に合わせた最低限の補装具を活用すべきと考えている．

股関節脱臼は脳性麻痺の主な2次障害だが，亜脱臼は静かに進行し，脱臼に向かっていく．脱臼した後，原因となる筋緊張の異常や下肢の重さなどで，骨盤の回旋や傾斜，非対称な座位姿勢が生まれやすい．股関節の脱臼は時に著しい疼痛の原因になり，介助者に股関節を他動的に動かされることや，自分で動く際にも問題となり，おむつ替えや移乗のたびに苦痛となる（繰り返してのボツリヌス療法である程度のコントロールは可能）．疼痛がない場合も，股関節が脱臼し90°以上屈曲できなくなると，簡単に座ることはできなくなり，座位や移動のための車椅子の設定は特殊になり，移動は困難になる．脱臼してしまった後に，手術療法を選択しない場合は，股関節屈曲90°以上を保つことを目標にしている．

脊柱変形が進行すると，無気肺が生じやすくなり，時に椎体と血管に気管が挟まれて狭窄する呼吸機能障害や気管支血管漏，頸椎の変形と筋力低下による嚥下障害，椎体と皮膚の間で消化管や血管が挟まれる消化管機能障害が出現する．40〜60°以上のコブ角があると，成長終了後も高度な進行が予想されるため，それ以下を目指している．今後，重度化・高齢化とともに，多くの合併症を最小化するため，必要な時期に必要な治療を包括的に行うべきであり，補装具は一定時間使用することで，ある程度治療の一端を担えると考えている．

文　献

1) 厚生労働省 HP：福祉用具．
〔https://www.mhlw.go.jp/stf/seisakunitsuite/bunya/hukushi_kaigo/shougaishahukushi/yogu/index.html〕

2) 厚生労働省 HP：補装具の種目，購入等に要する費用の額の算定等に関する基準．
〔https://www.mhlw.go.jp/content/001081660.pdf〕

3) テクノエイド協会 HP.
〔https://www.techno-aids.or.jp/〕

4) 瀬下　崇：こどものリハビリテーションと装具　脳性麻痺のリハビリテーションにおける補装具．日義肢装具会誌，31(4)：210-214，2015.
Summary 脳性麻痺のガイドラインに基づいた装具療法の考え方．

5) 藪中良彦：脳性麻痺と重症心身障害による障害児の移動能力―リハビリテーションのポイント―．MB Med Reha，263：14-21，2021.
Summary GMFCS レベル別の一般目標や，個別目標設定のための SMART 方式，F-words，COPM，GAS の解説，評価・介入などについての基本事項が述べられている．

6) National Institute for Health and Care Excellence(2012)Spasticity in under 19s：management(clinical guideline 145). (2024 年 11 月 9 日アクセス)

7) Aboutorabi A, et al：Efficacy of ankle foot orthoses types on walking in children with cerebral palsy：A systematic review. Ann Phys Rehabil Med, 60(6)：393-402, 2017.

8) Paleg G, Livingstone R：Evidence-informed clinical perspectives on postural management for hip health in children and adults with non-ambulant cerebral palsy. J Pediatr Rehabil Med, 15(1)：39-48, 2022.

9) 吉田清志ほか：活動・参加・QOL を支える義肢装具　活動・参加を支える脳性麻痺の脊柱装具　日義肢装具会誌，31(4)：210-214，2015.

10) 今川忠男監訳，Teresa EP, et al，脳性まひ児の24時間姿勢ケア―The Chailey Approach to Postural Management―，三輪書店，2006.

11) Gericke T：Postural management for children with cerebral palsy：consensus statement. Dev Med Child Neurol, 48：244, 2006.
Summary 姿勢ケアに関してよく引用されている合意声明．

12) Osborne LJ, et al：Evidence for 24-hour posture management：A scoping review. Br J Occup Ther, 86(3)：176-187, 2023.

13) Farley R, et al：What is the evidence for the effectiveness of postural management? Br J Ther Reha, 10(10)：449-455, 2003.

ピン・ボード

第 36 回日本整形外科超音波学会 （JASOU2025）

会　期：2025 年 7 月 11 日（金）・12 日（土）
会　長：熊井 司（早稲田大学スポーツ科学学術院　教授）
テーマ：一念通巌 ―まくとぅそーけーなんくるないさ―
会　場：那覇文化芸術劇場なはーと
　　　　〒 900-0015 沖縄県那覇市久茂地 3 丁目 26-27
学会ホームページ　https://www.huddle-inc.jp/jasou2025
演題募集期間：2025 年 1 月 24 日（金）～3 月 3 日（月）（予定）
主催事務局：早稲田大学 スポーツ科学学術院
　　　　〒 359-1192 所沢市三ケ島 2-579-15
運営事務局：第 36 回日本整形外科超音波学会(JASOU2025)
　　　　運営事務局
　　　　株式会社ハドル内
　　　　〒 160-0023 東京都新宿区西新宿 7 丁目 1-12
　　　　クロスオフィス新宿 3F
　　　　TEL：03-6322-7972　　FAX：03-6369-3140
　　　　E-Mail：jasou2025@huddle-inc.jp

日本スポーツ整形外科学会 2025 （JSOA2025）

会　期：2025 年 9 月 12 日（金）～9 月 13 日（土）
会　長：菅谷 啓之（東京スポーツ＆整形外科クリニック）
テーマ：知と技～ Expertise in Orthopaedic Sports
　　　　Medicine
　　　　1．Athlete Management
　　　　2．Sports & Arthroplasty
会　場：ザ・プリンスパークタワー東京
　　　　〒 105-8563 東京都港区芝公園 4-8-1
学会ホームページ：https://www.huddle-inc.jp/jsoa2025
演題募集期間：2025 年 3 月中旬～4 月末（予定）
主催事務局：東京スポーツ＆整形外科クリニック
　　　　〒 170-0012 東京都豊島区上池袋 4-29-9 北池
　　　　テラス 2F
運営事務局：日本スポーツ整形外科学会 2025(JSOA2025)
　　　　運営事務局
　　　　株式会社ハドル内
　　　　〒 160-0023 東京都新宿区西新宿 7 丁目 1-12
　　　　クロスオフィス新宿 3F
　　　　TEL：03-6322-7972　　FAX：03-6369-3140
　　　　E-mail：jsoa2025@huddle-inc.jp

第 36 回日本末梢神経学会学術集会

会　期：2025 年 9 月 19 日（金），20 日（土）
会　場：北九州国際会議場
　　　　〒 802-0001 北九州市小倉北区浅野 3-9-30
　　　　(JR 小倉駅より徒歩 5 分)（現地参加のみ）
会　長：酒井昭典（産業医科大学整形外科学 教授）
テーマ：末梢神経の病態を深掘りする
演題募集期間：2025 年 2 月 4 日（火）～4 月 9 日（水）

海外招待講演：Yuan-Kun Tu 先生(E-DA Hospital, I-Shou University, Taiwan)

教育講演：「末梢神経疾患の診断と治療：整形外科医と脳神経内科医の相互理解のために」「症候から見た末梢神経障害」「CRPS の病態と治療に対する新しいアプローチ」「末梢神経障害の診断と治療：エコーの活用法」「免疫介在性ニューロパチーの神経生理と病態」「病理組織から末梢神経の再生と病態を紐解き治療に生かす」

シンポジウム：「脊髄・末梢神経に対する手術の最前線」「免疫性ニューロパチーの診断と治療」「絞扼性末梢神経障害の病態を深掘りする」「神経変性疾患の病態を深掘りする」「末梢神経再生へのアプローチ：効果と限界から解決すべき問題点を明らかにする」「脊髄神経根障害の診断と治療：整形外科医と脳神経内科医の相互理解のために」「末梢神経障害の後遺症の病態を深掘りする―ポリオから―」

Journal Club：Peripheral Nerve Knowledge Update 2025 整形外科，脳神経内科，リハ・電気生理から最新のトピックスを紹介する

ハンズオンセミナー：「神経伝導検査と神経筋超音波の二刀流をマスターする」「S-W テストをマスターする」

日本整形外科学会，日本神経学会，日本リハビリテーション医学会，日本手外科学会，日本形成外科学会，日本臨床神経生理学会の専門医認定更新単位申請を予定しております．

詳細は HP にてお知らせいたします：https://www.congre.co.jp/jpns2025/
事務局：第 36 回日本末梢神経学会学術集会運営事務局
株式会社コングレ九州支社内
〒 810-0001 福岡市中央区天神 1-9-17-11F
TEL：092-718-3531
Email：jpns2025@congre.co.jp

FAX による注文・住所変更届け

改定：2024 年 1 月

　毎度ご購読いただきましてありがとうございます．

　読者の皆様方に弊社の本をより確実にお届けさせていただくために，FAX でのご注文・住所変更届けを受けつけております．この機会に是非ご利用ください．

◎ご利用方法

　FAX 専用注文書・住所変更届けは，そのまま切り離して FAX 用紙としてご利用ください．また，注文の場合手続き終了後，ご購入商品と郵便振替用紙を同封してお送りいたします．**代金が税込 5,000 円をこえる場合，代金引換便とさせて頂きます．**その他，申し込み・変更届けの方法は電話，郵便はがきも同様です．

◎代金引換について

　代金が税込 5,000 円をこえる場合，代金引換とさせて頂きます．配達員が商品をお届けした際に，現金またはクレジットカード・デビットカードにて代金を配達員にお支払い下さい(本の代金＋消費税＋送料)．(※年間定期購読と同時に 5,000 円をこえるご注文を頂いた場合は代金引換とはなりません．郵便振替用紙を同封して発送いたします．代金後払いという形になります．送料は，定期購読を含むご注文の場合は弊社が負担します)

◎年間定期購読のお申し込みについて

　年間定期購読は，1 年分を前金で頂いておりますため，代金引換とはなりません．郵便振替用紙を本と同封または別送いたします．送料弊社負担，また何月号からでもお申込み頂けます．

　毎年末，次年度定期購読のご案内をお送りいたしますので，定期購読更新のお手間が非常に少なく済みます．

◎住所変更届けについて

　年間購読をお申し込みされております方は，その期間中お届け先が変更します際，必ずご連絡下さいますようよろしくお願い致します．

◎取消，変更について

　取消，変更につきましては，お早めに FAX，お電話でお知らせ下さい．

　返品は，原則として受けつけておりませんが，返品の場合の郵送料はお客様負担とさせていただきます．その際は必ず弊社へご連絡ください．

◎ご送本について

　ご送本につきましては，ご注文がありましてから約 1 週間前後とみていただきたいと思います．

◎個人情報の利用目的

　お客様から収集させていただいた個人情報，ご注文情報は本サービスを提供する目的(本の発送，ご注文内容の確認，問い合わせに対しての回答等)以外には利用することはございません．

　その他，ご不明な点は弊社までご連絡ください．

株式会社 全日本病院出版会

〒113-0033 東京都文京区本郷 3-16-4-7F
電話 03(5689)5989　FAX03(5689)8030　郵便振替口座 00160-9-58753

FAX 専用注文書 リハ2503

年　月　日

○印	Monthly Book Medical Rehabilitation	定価(消費税込み)	冊数
	2025 年 _ 月～12 月定期購読(送料弊社負担)		
	MB Med Reha No.305　在宅におけるリハビリテーション診療マニュアル 増刊号	5,500 円	
	MB Med Reha No.300　膝スポーツ障害・外傷のリハビリテーション診療 実践マニュアル 増大号	4,400 円	
	MB Med Reha No.293　リハビリテーション医療の現場で役立つくすりの知識 増大号	4,400 円	
	MB Med Reha No.289　リハビリテーション診療に必要な動作解析 増刊号	5,500 円	
	MB Med Reha No.280　運動器の新しい治療法とリハビリテーション診療 増大号	4,400 円	
	MB Med Reha No.276　回復期リハビリテーション病棟における 疾患・障害管理のコツ Q&A―困ること，対処法― 増刊号	5,500 円	
	バックナンバー(号数と冊数をご記入ください)		

○印	Monthly Book Orthopaedics	定価(消費税込み)	冊数
	2025 年 _ 月～12 月定期購読(送料弊社負担)		
	MB Orthopaedics Vol.37 No.10　運動器の痛みに対する薬の上手な使いかた 増刊号	6,600 円	
	MB Orthopaedics Vol.37 No.5　医師とセラピストをつなぐ スポーツエコー活用 web 動画付 増大号	6,270 円	
	バックナンバー(巻数号数と冊数をご記入ください 例：36-12 など)		

○印	書籍	定価(消費税込み)	冊数
	こどもの足を知る・診る・守る！	5,720 円	
	運動器臨床解剖学―チーム秋田の「メゾ解剖学」基本講座―改訂第 2 版	6,490 円	
	輝生会がおくる！リハビリテーションチーム研修テキスト―チームアプローチの真髄を理解する―	3,850 円	
	四季を楽しむ　ビジュアル嚥下食レシピ	3,960 円	
	優投生塾 投球障害攻略マスターガイド【Web 動画付き】	7,480 円	
	足の総合病院・下北沢病院がおくる！ ポケット判 主訴から引く足のプライマリケアマニュアル	6,380 円	
	外傷エコー診療のすすめ【Web 動画付】	8,800 円	
	明日の足診療シリーズⅣ　足の外傷・絞扼性神経障害、糖尿病足の診かた	8,690 円	
	明日の足診療シリーズⅢ　足のスポーツ外傷・障害の診かた	9,350 円	
	明日の足診療シリーズⅡ　足の腫瘍性病変・小児疾患の診かた	9,900 円	
	明日の足診療シリーズⅠ　足の変性疾患・後天性変形の診かた	9,350 円	
	足関節ねんざ症候群―足くびのねんざを正しく理解する書―	6,050 円	
	睡眠環境学入門	3,850 円	
	健康・医療・福祉のための睡眠検定ハンドブック up to date	4,950 円	

お名前｜フリガナ ㊞　　診療科

ご送付先｜〒　－　□自宅　□お勤め先

電話番号　□自宅 □お勤め先

バックナンバー・書籍合計
5,000 円以上のご注文
は代金引換発送になります

―お問い合わせ先―
㈱全日本病院出版会営業部
電話 03(5689)5989

FAX 03(5689)8030

全日本病院出版会行

FAX 03-5689-8030

年　　月　　日

住 所 変 更 届 け

	フリガナ	
お　名　前		
お客様番号		毎回お送りしています封筒のお名前の右上に印字されております8ケタの番号をご記入下さい。
新お届け先	〒　　　　　　　都道 　　　　　　　　府県	
新電話番号	（　　　　　）	
変更日付	年　　月　　日より	月号より
旧お届け先	〒	

※ 年間購読を注文されております雑誌・書籍名に✓を付けて下さい。

☐ Monthly Book Orthopaedics （月刊誌）

☐ Monthly Book Derma. （月刊誌）

☐ Monthly Book Medical Rehabilitation （月刊誌）

☐ Monthly Book ENTONI （月刊誌）

☐ PEPARS （月刊誌）

☐ Monthly Book OCULISTA （月刊誌）

FAX 03-5689-8030

全日本病院出版会行

MEDICAL REHABILITATION

バックナンバー一覧

2022年
- No. 273　認知症の人の生活を考える―患者・家族のQOLのために―
  編集／繁田雅弘・竹原　敦
- No. 274　超高齢社会に備えたサルコペニア・フレイル対策
  ―2025年を目前として―
  編集／近藤和泉
- No. 275　女性とウィメンズヘルスとリハビリテーション医療
  編集／浅見豊子
- No. 276　回復期リハビリテーション病棟における疾患・障害管理のコツ Q&A―困ること，対処法― 【増刊号】
  編集／岡本隆嗣（増刊号／5,500円）
- No. 277　AYA世代のがんへのリハビリテーション医療
  編集／辻　哲也
- No. 278　リハビリテーション診療に使えるICT活用術
  ―これからリハビリテーション診療はこう変わる！―
  編集／藤原俊之
- No. 279　必須！在宅摂食嚥下リハビリテーションの知識
  編集／福村直毅
- No. 280　運動器の新しい治療法とリハビリテーション診療 【増大号】
  編集／平泉　裕（増大号／4,400円）
- No. 281　訪問リハビリテーションで使える困ったときの対処法
  編集／和田真一
- No. 282　脳血管障害の片麻痺患者へのリハビリテーション治療マニュアル
  編集／安保雅博

2023年
- No. 283　骨脆弱性とリハビリテーション診療
  ―脆弱性骨折からがんの転移まで―
  編集／宮腰尚久
- No. 284　最期まで家で過ごしたい―在宅終末期がん治療・ケアにおいてリハビリテーション医療ができること―
  編集／大森まいこ
- No. 285　脳心血管病　予防と治療戦略
  編集／上月正博
- No. 286　在宅でみる呼吸器疾患のリハビリテーション診療
  編集／海老原　覚
- No. 287　高次脳機能障害と向き合う―子どもから高齢者まで―
  編集／橋本圭司
- No. 288　関節リウマチのリハビリテーション診療 update
  編集／松下　功
- No. 289　リハビリテーション診療に必要な動作解析 【増刊号】
  編集／宮野佐年（増刊号／5,500円）
- No. 290　コロナ禍の経験から得た感染症対策
  編集／宮越浩一
- No. 291　嚥下内視鏡検査（VE）治療・訓練に役立つTips
  ―担当分野ごとのポイントを把握しよう！―
  編集／太田喜久夫
- No. 292　知っておくべき！治療用装具・更生用補装具の知識の整理
  編集／菊地尚久
- No. 293　リハビリテーション医療の現場で役立つくすりの知識 【増大号】
  編集／倉田なおみ（増大号／4,400円）
- No. 294　腎臓疾患・透析患者のリハビリテーション診療
  編集／武居光雄
- No. 295　ここまでやろう！大腿骨近位部骨折の包括的リハビリテーション
  編集／尾崎まり

2024年
- No. 296　知らなかったでは済まされない！ドレーン・カテーテル・チューブ管理の基本と注意点
  編集／菅原英和
- No. 297　リハビリテーション医療の現場で知っておきたい精神科関連の実践的知識
  編集／井上真一郎
- No. 298　ここがポイント！半側空間無視のリハビリテーション診療
  編集／水野勝広
- No. 299　リハビリテーションチームで支える神経難病診療
  編集／植木美乃
- No. 300　膝スポーツ障害・外傷のリハビリテーション診療実践マニュアル 【増大号】
  編集／津田英一（増大号／4,400円）
- No. 301　リハビリテーション診療において必要な書類の知識
  編集／高岡　徹
- No. 302　がんロコモ―がん患者の運動器管理とリハビリテーション診療―
  編集／酒井良忠
- No. 303　咀嚼・嚥下機能の評価とトラブルシューティング
  ―窒息・誤嚥性肺炎の危機管理―
  編集／柴田斉子
- No. 304　肩関節障害に対する機能評価からの治療戦略
  編集／西中直也
- No. 305　在宅におけるリハビリテーション診療マニュアル 【増刊号】
  編集／川手信行・水間正澄（増刊号／5,500円）
- No. 306　リハビリテーション医療とDX（デジタルトランスフォーメーション）
  編集／近藤国嗣
- No. 307　神経発達症のリハビリテーション診療
  ―子どもから成人まで―
  編集／橋本圭司
- No. 308　知っておきたい！失語症のリハビリテーション診療
  編集／原　貴敏

2025年
- No. 309　リハビリテーション医療の現場で役に立つポリファーマシーの知識
  編集／藤原久登
- No. 310　私が教える腰痛リハビリテーション診療のコツ
  編集／矢吹省司

各号定価2,750円（本体2,500円＋税）．（増刊・増大号を除く）
在庫僅少品もございます．品切の場合はご容赦ください．
（2025年2月現在）

掲載されていないバックナンバーにつきましては，弊社ホームページ（www.zenniti.com）をご覧下さい．

2025年　年間購読　受付中！
年間購読料　40,150円（消費税込）（送料弊社負担）
（通常号11冊＋増大号1冊＋増刊号1冊：合計13冊）

click
全日本病院出版会　　検索

次号予告

入浴と水治療の科学
―基礎医学から介護まで―

No. 312（2025 年 4 月号）

編集／埼玉医科大学名誉教授　　倉林　　均

入浴の生理学……………………大塚　吉則
炭酸浴の科学……………………前田　眞治
循環器疾患の水治療……………宮田　昌明
温泉療法と呼吸リハビリテーション
　……………………………藤井　昌学ほか
神経・筋疾患に対する温水浴の
　リハビリテーション治療への応用
　…………………………………松元　秀次
障害者の入浴介護………………前田　恭子
病院における入浴介助…………南山　祥子ほか
入浴関連死………………………美作宗太郎
安全な入浴法……………………倉林　　均
水泳と健康増進…………………田口　信教

編集主幹：水間正澄　医療法人社団輝生会理事長
　　　　　　　　　　昭和大学名誉教授
　　　　　　小林一成　医療法人財団慈生会野村病院顧問

No. 311　編集：
土岐めぐみ　札幌医科大学

Monthly Book Medical Rehabilitation　No.311

2025 年 3 月 15 日発行（毎月 1 回 15 日発行）
定価は表紙に表示してあります.
Printed in Japan

発行者　　末　定　広　光
発行所　　　株式会社　**全日本病院出版会**
　〒 113-0033　東京都文京区本郷 3 丁目 16 番 4 号 7 階
　　　　電話（03）5689-5989　Fax（03）5689-8030
　　　　郵便振替口座 00160-9-58753

Ⓒ ZEN・NIHONBYOIN・SHUPPANKAI, 2025

印刷・製本　三報社印刷株式会社　　　　電話（03）3637-0005
広告取扱店　**株式会社文京メディカル**　電話（03）3817-8036

・本誌に掲載する著作物の複製権・翻訳権・上映権・譲渡権・公衆送信権（送信可能化権を含む）は株式会社
　全日本病院出版会が保有します.
・**JCOPY** ＜（社）出版者著作権管理機構　委託出版物＞
　本誌の無断複写は著作権法上での例外を除き禁じられています. 複写される場合は, そのつど事前に,（社）出版
　者著作権管理機構（電話 03-5244-5088, FAX 03-5244-5089, e-mail: info@jcopy.or.jp）の許諾を得てください.
・本誌をスキャン, デジタルデータ化することは複製に当たり, 著作権法上の例外を除き違法です. 代行業者等
　の第三者に依頼して同行為をすることも認められておりません.